나와 민족과 인류를 살리는 길

단학 丹學

나와 민족과 인류를 살리는 길

단학

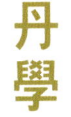

丹學

일지 이승헌

한문화

천지기운 내 기운 내 기운 천지기운
천지마음 내 마음 내 마음 천지마음

마음이 있는 곳에 기가 있고
기가 있는 곳에 혈이 있고
혈이 있는 곳에 정이 있다
心氣血精

정이 충만해지면 기가 장해지고
기가 장해지면 신이 밝아진다
精充氣壯神明

일심정기 조화정 광명천지 대인간
一心精氣 造化定 光明天地 大人間

내 몸은 내가 아니라 내 것이다

우리는 한얼 속에 한울 안에 한알이다
내 머리 속에는 한얼이 내려와 있고
나의 몸과 팔다리에는
천지의 신령스러운 기운이 감돌고 있다

나는 천지인이다
나는 천지기운이다
나는 천지마음이다

- 일지 활구 一指 活句

서문

나와 민족과 인류를 살리는 길

〈단학, 그 이론과 수련법〉이라는 제목으로 이 책을 처음 세상에 내 놓은 것이 1985년이니, 벌써 17년 전의 일이다. 단학은 그간에 개정을 거듭하면서 학문적 이론과 수련 원리가 더욱 체계화되고 대중적인 호응을 얻어왔다.

당시 그 책의 마지막 원고를 넘길 때 일화가 있다. 나는 책의 부제로 '나와 민족과 인류를 살리는 길'이라고 써넣었는데 출판사 사장은 그 부제를 보더니 난감한 표정을 지었다.

"너무 거창하지 않습니까? 그냥 건강에 좋다고만 쓰시지요."

그러나 나는 잘라 말했다.

"그 말을 뺀다면 이 책을 내야 할 의미가 없습니다. 나는 단순히 건강법이나 수련법을 알리기 위해 단학을 보급하는 것이 아닙니다. 정말로 단학이 나와 민족과 인류를 살릴 수 있는 길이라는 신념 때문에 이 일을 하는 겁니다."

그 책을 출간한 이후에도 새롭게 개발된 수련법들과 연구 성과를 반영하기 위해 개정과 증보를 거듭해 왔지만, 단학을 대중화할 당시에 세웠던 뜻은 지금까지도 변함이 없다. 길지 않은 시간에 단학이 국내에서 대표적인 수련법으로 자리잡고 해외에서도 정식 교과목으로 채택될 수 있었던 것은 단학의 '체體'가 굳건하기 때문이다. 다시 말하면 단학의 홍익인간 이화세계라는 기본철학과 정신이 사람들의 마음을 움직이는 힘을 갖고 있기 때문이다.

단학은 건강과 행복과 평화를 준다. 그러나 거기서 그치지 않고, '건강과 행복과 평화를 얻어 어떻게 살 것인가'를 묻는다. '나'만 바라보지 말고 시야를 넓혀 다른 사람과 세상을 함께 바라보며 '홍익弘益'하자고 말한다. 그러한 철학과 정신을 바탕으로 '용用'(수련법)을 현실에 맞는 방식으로 끊임없이 연구, 개발해 왔다.

단학수련의 기본은 아주 단순한 '호흡'이다. 모든 생명체는 숨을 쉰다. 신경 쓰지 않아도 숨은 절로 쉬어지기 때문에, 우리는 호흡에 그다지 관심을 기울이지 않는다. 하지만 호흡은 건강과 의식의 상태와 깊은 관계가 있다. 현대인의 숨은 가쁘고 거칠다. 편안하고 깊은 숨을 되찾을 때, 우리의 삶도 깊고 평화로워진다.

한 호흡 한 호흡 의식적으로 숨을 쉬다 보면 존재의 근원이 자기 몸이 아닌 허공에서 비롯된다는 사실을 이해하게 된다. 그러면 자신의 존재가 몸속에 한정되어 있다거나, 살아 있는 동안에만 국한되는 것이 아님을 직관적으로 터득하게 된다. 하늘, 땅, 사람이 '궁극적으로 하나'라는 깨달음이 일어나는 것이다. 방금 나의 몸속에서 순환을 마친 공기를 바로 옆 사람이 들이마시고 그렇게 함께 공유하는 숨을 자각하는 순간, 생명 있는 모든 것들이 하나로 연결되어 있다는 것을 '몸'으로 느끼게 된다.

나는 단학의 보급과 함께 깨달음의 대중화를 강조해 왔다. 깨달음은 오랫동안의 면벽참선이나 고행을 통해서 얻어지는 것이 아니다. 몇몇 사람의 전유물도 아니다. 깨달음은 원래부터 있는 자기 안의 신성을 발견하는 것이고, 그 신성이 자기의 참모습이라고 인정하는 것이기 때문에 결국 선택이다. 깨달음은 선택인 것이다.

깨달음이라는 의식의 전환은 한두 명의 성인에 의해서가 아니라 다수의 사람들에 의해서 동시에, 전 세계적인 규모로 이루어져야 한다. 집단적이고 사회적인 운동이 되어야 하고 보편적인 삶의 방식이 되어야 한다. 다시 말해 깨달음은 상식이 되어야 하고 대중화되어야 한다.

한두 사람의 변화만으로 어떻게 경쟁과 지배에 바탕을 둔 인류 문명을 조화와 상생의 문명으로 바꿔 나갈 수 있겠는가? 인류 전체의 의식이 성장해야만 세계가 통일된 관점을 가지고 눈앞에 닥친 문제들을 해결해 나갈 수 있다. 이것이 내가 사회를 치유하는 힐링 소사이어티 운동을 강조하고, 많은 단학인들이 평화운동을 하는 이유다.

독자들이 이 책을 읽는 동기는 다양할 것이다. 지인의 권유나 단순한 호기심 때문일 수도 있고, 육체적·정신적으로 벼랑 끝에 몰려 해답을 찾고자 이 책을 읽고 있는지도 모른다. 어떤 동기로 이 책을 읽고 단학을 경험하든, 독자들은 결국 두 가지 질문과 만나게 될 것이다.

'나는 누구인가?'

'내 삶의 목적은 무엇인가?'

그 질문을 회피하지 말고, 자기 자신과 담대하게 대면해야 한다. 단학은 지식이 아니라 '몸'을 통해 그러한 질문에 대한 답을 줄 것이다. 담담함 가운데 빛나는 새로운 통찰력 속에서 삶이란 결국 선택이며, 창조의 주체는 바로 자기 자신임을 알게 될 것이다. 그때의 앎은 지금까지와의 앎과는 분명 다를 것이다. 몸으로 경험하여 머리와 가슴속에 단단하게 자리잡은 앎은 창조를 불러일으키고, 사회를 변화시켜 나간다.

그것이 바로 단학의 힘이며, 나와 민족과 인류를 살리는 길이다.

단기 4335년 11월

일지 이승헌

차례

서문 6

| 단학 원리편 |

1장_ 단학이란 무엇인가

1. 단학의 정의　14
2. 단학의 연원　19
3. 단학의 영역　25
　단학과 건강 | 단학과 교육 | 단학과 율려 | 단학과 깨달음 | 단학과 인간

2장_ 단학의 철학과 원리

1. 〈천부경〉의 철학　48
　'홍익인간 이화세계'의 철학 | 삼원조화의 철학
2. 인간완성의 철학　58
　천화의 도 | 천화구진법
3. 단학인의 3대 공부　64
　원리공부 | 수행공부 | 생활공부
4. 단학의 3대 원리　71
　공전과 자전의 원리 | 구심력과 원심력의 원리 | 공평과 평등의 원리

3장_ 단학의 비전

1. 개인완성과 전체완성　80
　개인완성을 위한 뉴휴먼의 다섯 가지 조건 | 전체완성
2. 지구공동체를 위한 사회적 실천　89
　힐링의 의미 | 지구인의 의미 | 지구인의 실천운동

| 단학 수련편 |

4장_ 단학수련의 원리

1. 단학수련의 방법 98
지감 | 조식 | 금촉

2. 단학수련의 원리 105
수승화강의 원리 | 정충기장신명의 원리 | 심기혈정의 원리

5장_ 기와 인체

1. 기 에너지 116
기의 성질 | 천지기운 | 기 에너지의 유형 | 진기 | 호흡

2. 우리 몸의 기적인 구조 126
단전시스템 | 경락과 경혈 | 기경팔맥 | 주요 혈자리들

6장_ 단학 수련법

1. 지감수련 154
2. 단무 158
3. 운기심공 163
4. 단공 167
5. 일지기공 170
6. 천부신공 173
7. 단학활공 · 기공 175

■ 수련 중에 일어나는 현상들 178   ■ 수련 중 유의 사항 186   ■ 효과적인 수련을 위한 안내 188

부록

■ 대담 · 깨달음이란 무엇인가 192   ■ 내가 경험한 단학수련 213   ■ 단학, 나는 이렇게 생각한다 229

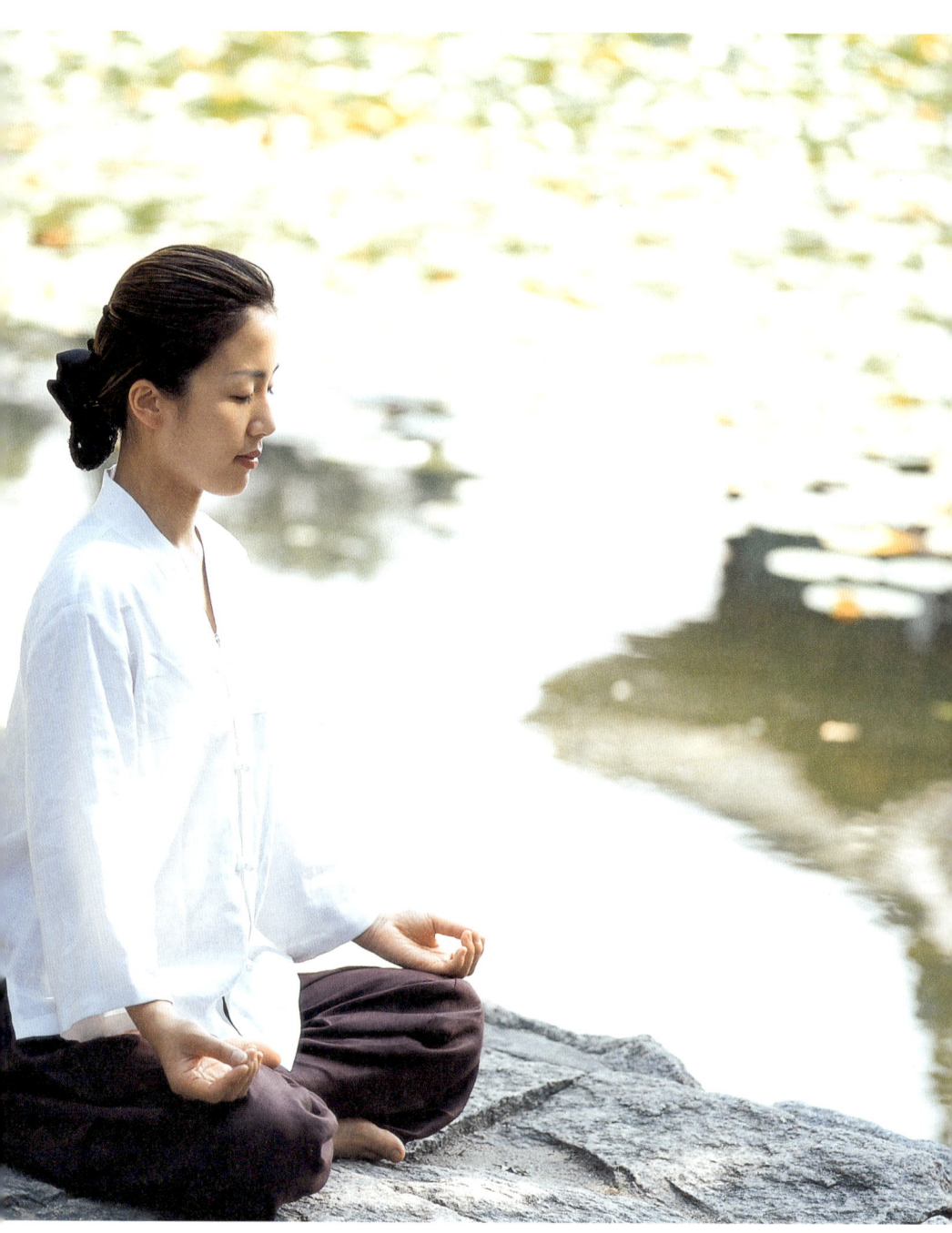

단학 원리편

1

단학이란 무엇인가

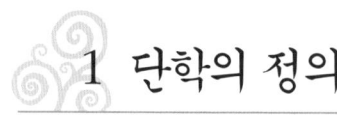
1 단학의 정의

단학은 인간이면 누구나 가지고 있는 생체 에너지인 기氣를 다루는 우리 민족 고유의 학문이다. 모든 생명 활동의 근원이 되는 기 에너지를 연구한다는 면에서 단학은 기학氣學이며 생명학이다. '단丹'이라는 글자는 '붉다'는 의미를 가지고 있으며 '모든 생명의 근원이자 에너지의 핵'을 상징한다. 또한 우리 몸 안에서 의식의 집중을 통해 상·중·하단전에 응집되는 정精·기氣·신神의 에너지를 통틀어 '단'이라 한다. 이렇게 형성된 단은 인간의 육체적·정신적 건강의 기반이 된다.

단학은 한민족의 전통적인 인간관을 담고 있는 인간학으로서, 더욱 엄밀히 말하자면 인간완성학人間完成學이다. 우리 몸 안의 생명 에너지와 우주의 에너지가 상호 유통하는 원리를 직접 체험함으로써 그 기운을 터득하고 조절하고 활용하여, 우주의 순환 법칙과 생명의 참모습을 온

전하게 깨달아, 궁극적으로는 완전한 인간이 되도록 하는 것이 단학의 참된 목적이다.

단학은 홍익인간弘益人間 이화세계理化世界라는 건국이념과, 한민족의 정신과 철학의 근본인 천지인天地人 정신, 삼원조화三元造化의 철학과 한 사상을 이론과 수련법의 근본 원리로 하고 있다. 기氣는 이理에 의해 움직인다. 마찬가지로 어떤 민족이나 국가가 흥성하고 발전하는 가장 기본적인 원동력은 그 민족의 근본 정신과 철학이다. 민족이나 국가가 가지고 있는 에너지가 올바른 정신과 철학의 바탕 위에 굳건하게 섰을 때, 평화적이고 창조적이며 생산적인 방향으로 쓰일 수 있다. 이것은 바로 나와 남을 함께 살리는 상생相生의 길이며 오늘날 지구상의 각 민족과 인종, 종교와 국가에게 절실히 요구되는 부분이기도 하다.

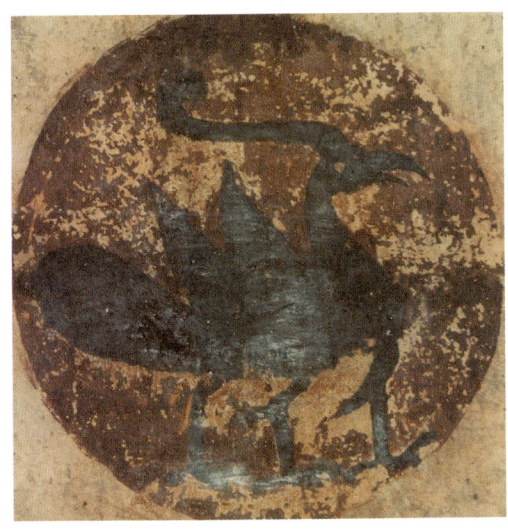

삼족오三足烏 고구려 벽화에 나오는 삼족오는 태양을 상징한다. 까마귀의 발이 세 개인 것은 만물의 근원을 '삼三'으로 보는 천지인 삼재 사상을 의미한다.

단학이란 무엇인가 15

인간은 자신이 누구이며 어디서부터 비롯되었는지 그리고 지금의 자기를 있게 한 기반이 무엇인지 정확히 알 때 올바른 정체성을 확립할 수 있다. 그리고 그러한 정체성을 토대로 자기 삶의 주인이 되어 스스로의 인생을 창조해 나갈 수 있다. 좁게는 한 가족의 구성원으로서 자신의 뿌리에 대한 자각에서부터, 나아가 자기가 몸담은 민족과 국가의 역사와 철학, 정신에 대한 제대로 된 자각이 필요하다. 지금 우리에게 무엇보다도 시급한 것은 올바른 역사관과 민족정신을 정립해 나가는 일이다. 단학은 한민족의 문화와 역사, 철학과 정신을 정립하고 튼튼하게 뿌리내

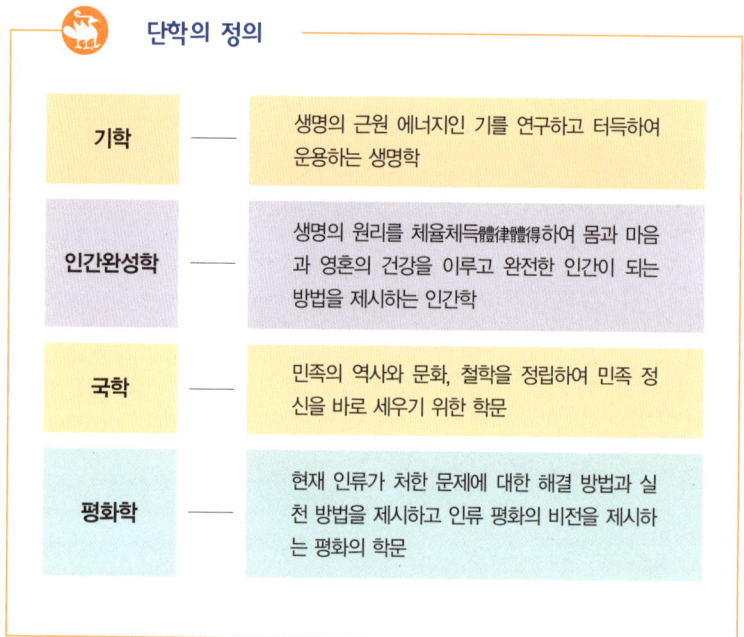

단학의 정의

기학	생명의 근원 에너지인 기를 연구하고 터득하여 운용하는 생명학
인간완성학	생명의 원리를 체율체득體律體得하여 몸과 마음과 영혼의 건강을 이루고 완전한 인간이 되는 방법을 제시하는 인간학
국학	민족의 역사와 문화, 철학을 정립하여 민족 정신을 바로 세우기 위한 학문
평화학	현재 인류가 처한 문제에 대한 해결 방법과 실천 방법을 제시하고 인류 평화의 비전을 제시하는 평화의 학문

리게 할 수 있는 국학國學으로서 중요한 의미를 갖는다.

  그러나 단학은 민족 안에만 국한된 좁은 의미의 학문이 아니다. 보편적인 우주의 원리와 진리를 담고 있는, 넓고 깊으며 큰 학문이다. 오히려 단학의 근본 원리를 제대로 이해한다면 편협하고 보수적인 국수주의와 민족주의의 시각에서 벗어날 수 있다. 단학은 해외에서 심오한 철학과 합리적인 수련 원리를 인정받아 여러 교육 기관에서 정식 교과목으로까지 채택되고 있다. 평화학은 단학의 철학과 원리를 세계인이 공유할 수 있는 실천적인 학문으로서 재정립한 단학의 또 다른 이름이다. 단학이 시공의 제약을 넘어서 남녀노소 누구에게나 전달될 수 있는 까닭은 보편적인 우주의 원리와 진리에 기초하고 있기 때문이다. 그러기에 단학은 그것이 한 개인이든, 사회 공동체든, 인류 전체든, 인간 존재가 가지는 삶에 대한 궁극적인 질문에 대한 해답을 제시할 수 있다.

  그 해답을 얻은 사람은 내면에서부터 솟아나는 진정한 평화의 힘을 체험한다. 몸과 마음으로 체득한 평화는 결코 관념에 그치지 않는다. 세상을 치유할 수 있는 밝고 강하면서도 실질적인 힘을 형성한다. 단학은 바로 이러한 평화의 힘을 체험토록 하는 학문이다.

  지금까지 인류는 과학, 문화, 정치, 종교, 예술을 통해 끊임없는 인간 능력의 진화 과정을 걸어왔다. 그러나 현재 인류는 심각한 환경오염과 도덕성 타락, 가치관의 혼란에 처해 있다. 개개인은 경쟁 위주의 사회 구조와 관념으로 인한 심리적 불안정과 각종 심인성 질환으로 몸과 마음이 다같이 지쳐 있다. 어떤 사상이나 철학, 종교, 교육도 이러한 문제에 대하여 실질적이고 적극적인 진단과 대안을 제시하지 못하고 있다. 과연 인류는 인간 능력을 진화시키는 길을 걸어 왔는가? 자신의 참된 가치와 삶의 목적을 알고 자기 삶의 주인공으로서 진정한 행복을 누리는 사람은 얼마나 되는가? 현대단학은 이러한 문제들에 대한 궁극적인 해답을 주며, 평화학으로서 나와 인류와 지구가 함께 평화로울 수 있는 구체적인 실천 방법과 비전을 제시한다.

2 단학의 연원

여러 문헌을 통해서 볼 때 단학의 기원은 지금으로부터 1만 년 전쯤으로 추정된다. 단학의 역사는 우리 민족의 역사와 시원을 같이한다. 〈한단고기桓檀古記〉를 비롯, 〈단기고사檀記古史〉와 〈규원사화揆園史話〉 등 단군시대 이전의 역사를 다룬 사서들은 공통적으로, 단군檀君을 사람 이름이 아니라 왕의 칭호로 간주하고 있다. 이들 책에 따르면 역대 한인桓因은 7명, 한웅桓雄은 18명, 단군은 47명이었다. 우리가 알고 있는 단군 왕검은 47명의 단군 중 첫 번째로 단군 자리에 오른 사람이며, 그의 이름이 바로 왕검王儉이다.

〈한단고기〉는 한인 7대가 나라를 다스리던 때를 한국桓國시대, 한웅 18대의 통치기를 신시배달국神市倍達國시대, 단군 47대의 역사를 단군조선檀君朝鮮시대라 부르고 있으며, 단군조선은 다시 북부여를 거쳐 고구려로 이어졌다고 본다. 또한 우리 겨레가 시간적으로는 1만 년 이상, 공간적으로는 중국 대륙 전체와 서역, 몽골, 바이칼 호 지역과 동남아까지 이르는 광대한 지역을 아우르며 당시 동아시아 문명을 주도했다고 기록하고 있다.

〈한단고기〉 등의 고서에 의하면 당시 한국연방桓國聯邦의 지도자였던 한인천제桓因天帝는 수행을 통해 인간의 실체인 신성神性을 깊이 깨달은 사람이었다. 사람들은 한인을 두고 천기도인天氣道人이라 부르기도 했다. 그가 깨달음에 이른 수행법은 '신선도神仙道'라는 이름으로 전해 내려오게 되었으며, 이 깨달음의 법맥法脈은 〈천부경天符經〉의 원리와 더불어 신시배달국神市倍達國을 세운 1대 한웅 거발한居發桓에게 전해졌다. 거발한은 백두산에서 고행을 통해 큰 깨달음을 얻은 후 홍익인간 이화세계의 뜻을 펴기 위해 신성을 밝히는 공동체를 조직하였다. 이를 역사적

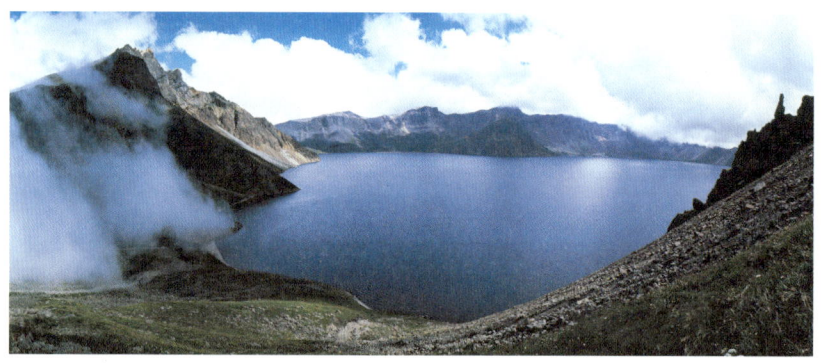

백두산 천지(사진 장국현)

으로 신시개천神市開天이라고 부른다.

　그 후 단학의 정신과 수행법은 한민족의 건국이념과 교화이념이 들어 있는 3대 경전인 〈천부경〉, 〈삼일신고三一神誥〉, 〈참전계경參佺戒經〉을 통해 후대에 전해졌다. 이 세 경전은 각기 조화造化, 교화敎化, 치화治化의 원리를 담고 있다. 〈천부경〉은 81자의 문자로 된 우리 민족 최고最古의 경전으로 삼라만상의 생성과 창조, 진화와 완성의 원리를 담고 있다. 〈삼일신고〉와 〈참전계경〉은 이 〈천부경〉의 원리를 좀더 상세히 서술해 놓은 것이다. 특히 〈삼일신고〉에 실린 지감止感, 조식調息, 금촉禁觸의 수행법은 〈천부경〉의 원리와 함께 단학수련의 근간을 이룬다.

　단군조선 제1대 단군 왕검 때에 이르러 신선도가 집대성되고 널리 보급되어 선풍仙風이 한 시대를 풍미했다. 젊은 인재들을 뽑아 국자랑國子郞이라고 하여 단학을 가르쳤으며 이들의 우두머리를 천지화랑天指花郞이라고 불렀다. 그러나 단군조선 47대 고열가古列加 단군에 이르러서 기마종족騎馬種族 대연맹의 붕괴와 함께 급격한 사회 변동이 일어나면서 백성들이 점차 수행하는 전통에서 멀어지기 시작했다. 결국 고열가 단군은 법을 전할 자가 없음을 한탄하고 산으로 들어가 버림으로써 신선도의 법맥은 끊어지게 되었다.

　그러나 그 이후에도 고구려의 조의선인 제도, 백제의 문무도, 신라의 풍류도 또는 화랑도 등 국가의 인재 양성 제도를 통해 단학의 전통은 면면히 계승되었으며, 신라의 최치원 선생에 의해 그 정신이 후세에 전해지고, 고려 초기의 국선 또는 국자랑 제도를 통해 그 명맥을 이어가게 되었다.

〈한단고기〉에는 고구려의 조의선인들이 평상시에는 축기蓄氣를 하다가 전쟁이 나면 목숨을 바쳐 충성했다는 기록이 있다. 축기는 '기를 모은다'는 뜻으로 단학수련 용어 중의 하나다. 우리가 잘 알고 있는 을지문덕, 양만춘, 연개소문 등이 모두 조의선인이었으며 이들은 수, 당의 침략으로부터 고구려를 지키는 국력의 근원이 되었다. 평양 모란봉에 있는 을밀대는 을밀선인이라는 조의선인이 수천 명의 제자들에게 단학을 가르치던 수련장이었다고 전한다.

신라의 화랑도들도 평상시에는 산천을 유람하며 수행을 했는데, 그들이 함께 모여 수행할 때는 아랫배를 두드리는 소리가 큰 북소리처럼 산을 울렸다고 한다. 최치원 선생은 화랑이었던 난랑의 비에 '나라에 풍류도風流道라는 현묘한 도가 있어서 많은 백성을 교화해 왔다. 풍류도는 유불도儒佛道 삼교를 포함하고 있으며 그 연원은 선사에 기록되어 있다'는 내용의 서문을 썼다.

그러나 고려 인종 13년(서기 1135년)에 선도와 불교 세력의 구심점이었던 묘청이 주도했던 난이, 새로 유입된 유학파의 대표이자 당대의 실력자였던 김부식에 의해 진압된 후, 그때까지 한민족의 정신적인 지주이며 국가적 차원에서 진흥되었던 신선도는 탄압을 받으며 변질되었다. 그리하여 샤머니즘 또는 무속이라는 이름으로 일반 기층민의 문화 속에서 그 흔적만을 남기게 되었던 것이다.

그 후 신선도의 전통은 지금으로부터 100년 전쯤에 수운 최제우 선생에 의해 동학東學이라는 이름으로 다시 한번 크게 꽃을 피우려고 했으나, 외세와 결탁한 부패한 권력자들에 의해 좌절되었다. 그리고 독립운동가이며 민족종교인 대종교를 창시한 홍암 나철 대종사에 의해 다시 선도의 맥을 이어갔으나 역시 일제치하에서 큰 빛을 보지 못했다.

신선도는 20세기 후반에 현대단학으로 이어져 선도문화의 대중적인 부활이 이루어지게 되었다. 나는 오랜 수행 끝에 깨달음을 얻고 이를 세상에 전하기 위해 연구하던 중, 나 자신이 경험한 수행의 원리와 깨달음이 한민족 고유의 심신수련법이었던 신선도와 같은 것임을 알게 되었다. 그리고 민족의 수련법을 다시 이을 수 있는 방법을 연구한 끝에 난해하고 어려운 과거의 신선도를 현대인에게 맞게 과학화, 체계화하여 단학이라는 이름으로 세상에 알리기 시작했다.

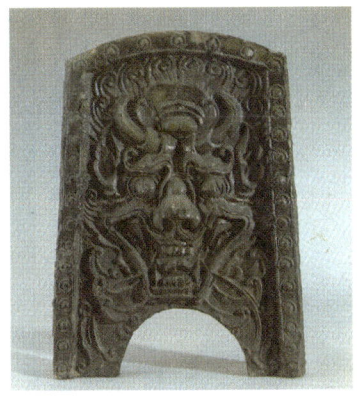

배달국 14대 치우 천황 얼굴을 조각한 신라시대 와당

신선도의 변천사

- **한국 시대(한인 7대) : 깨달음의 시작**
  한인이 지감·조식·금촉을 통해 하늘과 땅과 사람이 원래 하나의 본성임을 깨달음. 깨달음 속에서 하늘의 경전 〈천부경〉을 내려 받음.

- **12한국시대 : 깨달음의 정신 공동체 형성**
  한인을 통해 깨달음을 얻은 제자들이 12한국 연방을 이룸.
  깨달음의 문화가 형성되고 천산문명天山文明이 유라시아 대륙 전체에 퍼짐.

- **배달국시대(한웅 18대) : 신선도 문화가 눈부시게 펼쳐진 시대**
  마지막 한인인 지위리 한인으로부터 가르침을 받고 깨달음을 얻은 거발한 한웅이 천부인天符印을 내려 받고 태백산 신단수 아래 신시를 개천.

- **단군조선시대(단군 47대) : 홍익인간 이화세계의 구현**
  한웅과 웅족의 공주 사이에서 태어난 단군 왕검이 아사달에 도읍을 정하고 최초의 민족국가인 조선을 건국함. 이로부터 신선도가 집대성되고 널리 보급됨.

- **삼국시대, 고려시대 : 인재 양성 제도를 통해 교육, 전수되며 명맥 유지**
  고구려의 조의선인 제도, 백제의 문무도, 신라의 화랑도로 명맥을 유지.
  최치원 선생에 의해 그 정신은 후세에 전해지고, 고려 초기에 국자랑을 통해 명맥이 이어짐.

- **한말 동학혁명과 대종교 등의 민족 종교**
  조선조 말엽 김일부, 최제우, 강증산, 나철 등에 의해 신선도의 맥이 이어짐.

- **현대의 단학**
  천지인 정신과 삼원조화철학, 홍익인간 이화세계의 정신을 현대적으로 실현하기 위해 힐링 소사이어티 운동, 지구인운동과 같은 홍익문화운동을 전 세계적으로 펼쳐 감.

3 단학의 영역

Ⅰ 단학과 건강

아직까지 많은 사람들은 개인적이고 육체적인 차원에서만 건강의 개념을 이해하고 있다. 그러나 생명에 대한 이해가 깊어질수록 건강은 몸과 마음과 의식(영혼)을 통합하는 개념으로 그리고 개인에서 사회로, 인류 전체와 전 지구를 포함하는 개념으로 점점 깊어지고 폭이 넓어질 것이다. 2000년대에 접어들면서 국제보건기구(WHO)는 건강의 조건을 '육체적·정신적·사회적 건강'에서 영적인 건강으로까지 확대했다. 이것은 육체적·정신적 질병이 없고 원만한 사회생활을 누린다 하더라도 영적인 만족을 얻지 못한다면 진정한 건강이라고 보기 어렵다는 의미다.

대체로 우리는 '건강'을 '병이 없는 상태'라고 정의해 왔지만 사실 그것은 건강의 출발점에 지나지 않다. 건강을 정의하는 단학의 핵심 개념은 '내 몸은 내가 아니라 내 것' 이라는 깨달음을 바탕으로 하는 '주인 됨' 에 있다.

단학은 먼저 육체적 건강을 '몸이 가진 기능과 에너지를 100% 의도대로 쓸 수 있는 상태' 라고 정의한다. 마음(정신)의 건강에 대해서도 마찬가지의 기준을 가지고 있다. 정신 질환이 없다고 해서 정신적으로 건강한 상태라고 할 수 없다. 마음은 몸보다 훨씬 더 정교하고 놀라운 기능을 가지고 있다. 그러나 우리는 마음의 기능을 얼마나 깊이 이해하고 있으며 잘 활용할 수 있는가? 마음을 자신의 의도대로 쓸 수 있다는 것은 자신의 생각과 감정을 뜻대로 다룰 수 있음을 의미한다. 좀더 구체적으로 말하면, 이것은 뇌의 기능을 마음껏 활용할 수 있다는 뜻이기도 하

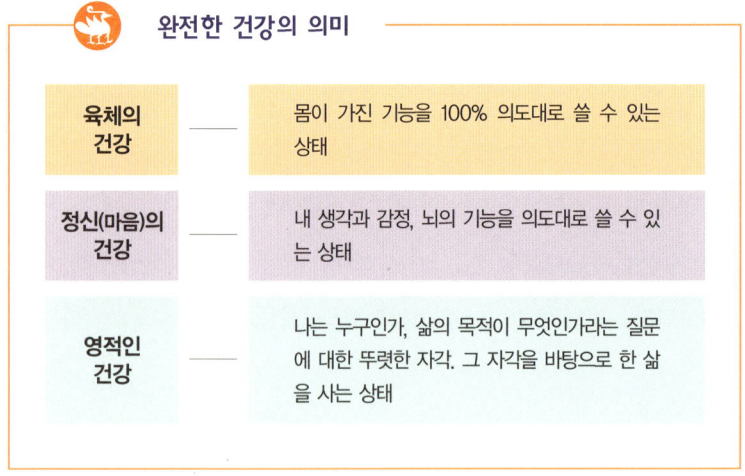

완전한 건강의 의미

육체의 건강	몸이 가진 기능을 100% 의도대로 쓸 수 있는 상태
정신(마음)의 건강	내 생각과 감정, 뇌의 기능을 의도대로 쓸 수 있는 상태
영적인 건강	나는 누구인가, 삶의 목적이 무엇인가라는 질문에 대한 뚜렷한 자각. 그 자각을 바탕으로 한 삶을 사는 상태

다. 마음의 주인 노릇을 제대로 할 수 있을 때, 비로소 우리는 보다 높은 차원의 정신 건강을 누리게 된다.

이처럼 몸과 마음의 건강을 '그 기능과 에너지를 100% 자신의 의도대로 활용할 수 있는 상태'라고 정의했을 때, 그 속에는 두 가지 근본적인 질문이 담겨 있다. 첫 번째 질문은 '나는 누구인가?'이며 두 번째 질문은 '내 삶의 목적은 무엇인가?'이다. 이것은 영성, 곧 의식의 진화와 직결된 질문이다.

몸과 마음의 건강에서 한 단계 더 나아가면 건강의 또 다른 차원, 곧 영적인 차원의 건강으로 나아간다. 영적인 차원의 건강을 이야기할 때 그 핵심은 결코 관념적인 지식이나 신비적인 체험이 아니다. 의식의 진화는 '자기 정체성과 삶의 목적'에 대한 명확한 인식에서 비롯된다. 궁극적으로 의지와 선택의 문제인 것이다.

우리는 지금껏 몸과 마음에 대해서도 마찬가지이지만, 특히 영혼의 문제에 대해서 주체적이지 못했다. 사후세계를 장담하는 종교에 기대거나 자기에게 복을 주는 신을 믿거나 하는 행위들의 바탕에는 영적인 부분에 대한 무지와 두려움이 깔려 있다. 무지와 두려움 그리고 의존성 속에 진정한 영혼의 건강은 있을 수 없다.

우리는 먼저 자기 자신을 철저히 믿는 것으로부터 시작해야 한다. 자신에 대한 믿음 속에서 자신과 자기 삶의 목적에 대한 참다운 각성이 생겨난다. 이 모든 것을 다 종합했을 때 결국 건강은 '자신이 누구인지, 자기 삶의 목적이 무엇인지를 바로 알고 그 목적을 위해 몸과 마음의 기능과 에너지를 100% 활용하는 상태'라고 정의할 수 있다.

단학은 몸의 건강에서 시작하여, 마음을 주인답게 넓고 밝게 쓰는 법을 스스로 익히고, 나아가 자신이 누구인지 그리고 무엇을 위해 살아야 할지를 자각하고, 그 자각대로 사는 데까지 나아가는 종합적인 건강법이다.

단학은 이것을 관념적이고 교리적인 가르침을 통해서가 아니라, 바른 숨 쉬기를 통해 인간 생명의 본질인 기를 느끼고 활용하도록 함으로

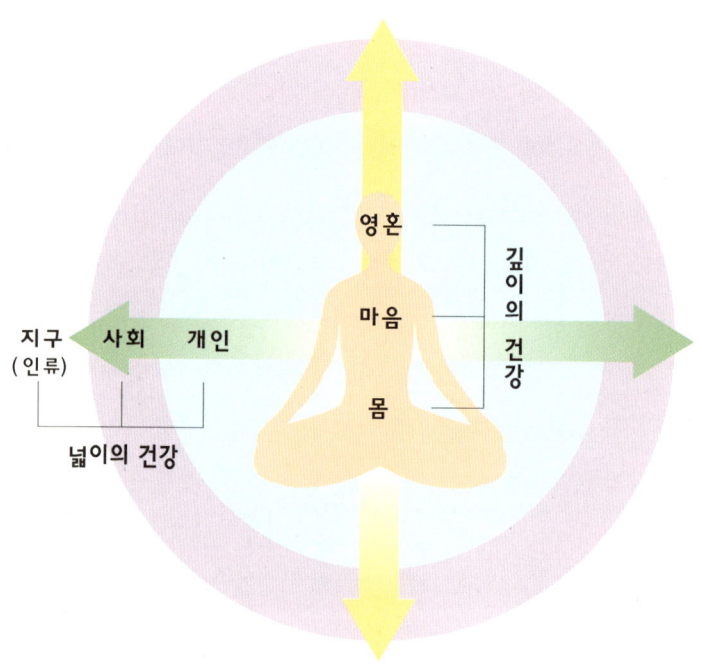

단학이 지향하는 건강의 영역

써 스스로 깨닫고 터득하게 하는 체험적인 방법이다. 단학에서 이야기하는 건강은 몸과 마음과 영혼을 함께 아우를 뿐만 아니라 그 폭에 있어서도 개인, 사회, 인류와 지구 전체를 포함하는 큰 조화를 근본으로 하고 있다.

이러한 큰 조화에 대한 인식은 언어나 문자를 통한 가르침으로 생기는 것이 아니다. 생명의 에너지인 기를 통해 자신 속에 있는 생명의 실체를 자각했을 때 비로소 우리는 자신의 건강과 사회의 건강, 지구의 건강이 서로 분리된 것이 아님을 저절로 알게 된다.

단학과 교육

단학의 교육 방법의 핵심은 학습이 아니라 감각의 회복이다. 현대 사회를 살아가기 위해 우리는 많은 것을 배워야 한다고 생각한다. 그러나 생명을 유지하는 데 꼭 필요한 것은 숨 쉬고 물 마시는 것처럼 아주 단순한 것들이다. 우리는 이러한 것들을 배운 적이 없다.

단학은 가장 단순하면서도 가장 중요한 생명 현상인 숨 쉬기에서 시작하여, 우리가 원래 가지고 있는 건강한 생명의 감각을 하나씩 깨워 나간다. 그러는 가운데 몸이 건강해지고 조화와 균형의 감각을 터득하게 된다. 그리고 더 나아가 하늘과 땅의 마음을 느낄 수 있는 천지인이 된다.

단학은 나 자신과 밀착되어 있는 몸으로부터 시작하는 체험의 학문이며 교육이다. 따라서 단학은 학문적인 이론과 원리만으로는 존재할 수 없다. 심신의 단련과 더불어 생활 속의 실천 공부가 체험적으로 연결될 때 단학은 진정한 학문으로서의 의미를 갖는다. 이러한 철학과 원리의 시발점은 우리 민족의 건국이념이기도 한 홍익인간 이화세계 정신이다. 홍익인간은 개인적으로 몸과 마음과 영혼의 건강을 성취한 인간이며 깨달은 인간이다. 이화세계는 개인적인 '앎'에서 그치는 것이 아니라 깨달은 이들이 그것을 현실 속에 실현해 냈을 때 이루어지는 조화롭고 평화로운 이치로써 이루어지는 세상이다.

단학은 양심을 회복시키는 교육이다. 지식과 기능은 가르치고 배울 수 있으나 양심은 가르칠 수 없다. 양심은 그것을 가리고 있는 거짓된 정보들을 걷어 내고 스스로를 보게 함으로써 회복되는 것이다. 양심을 회복시키는 것은 윤리 교육과 다르다. 윤리 교육은 사회적으로 옳다고

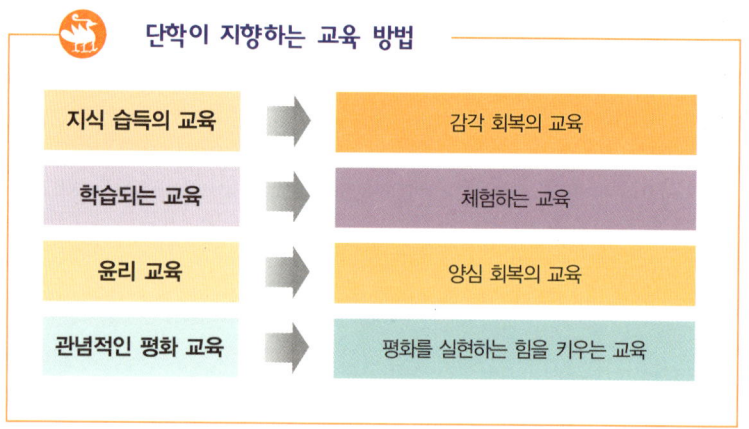

인정된 행동에 관한 정보를 뇌 속에 입력하는 것에 불과하다. 그렇게 입력된 정보도 양심이라는 바탕이 없으면 전혀 힘을 발휘하지 못한다. 양심이 전제되지 않으면 튼튼한 몸이나 좋은 머리도 목적을 상실한 도구가 되어 버린다. 마찬가지로 물질적·기술적 기반과 첨단의 정보도 양심이 전제되지 않았을 때는 인류만이 아니라 모든 생명체의 생존을 위협하는 위험 요소가 될 수 있다.

단학은 평화의 힘을 체험하게 하는 교육이다. 관념적인 평화가 아니라 세상을 치유할 수 있는 실질적인 에너지인, 밝고 강한 힘을 내면에서 발견하고 키워 나가는 학문이다. 자기를 사랑할 줄 모르는 사람이 남을 사랑할 수 없는 것처럼, 내면에 평화의 힘이 없는 사람은 세상을 평화롭게 할 수 없다. 단학은 평화를 이해하는 것이 아니라 평화를 체험하는 것이다. 단학은 천지기운과 천지마음을 느끼고 몸과 이름과 인격 너머에 있는 자신의 실체를 자각하게 함으로써 스스로를 실현할 수 있는 힘과 자신감을 갖게 한다.

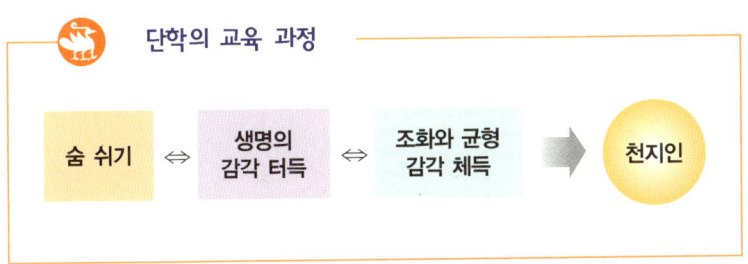

단학과 율려

율려는 법 '율律' 음율 '려몸'로서, 천지 자연에 흐르는 근원적인 법칙과 본성에서 나오는 규율을 말한다. 우주의 법칙이 바로 율려다. 지구와 달, 태양이 자전과 공전을 하며 낮과 밤이 교차하고, 때가 되면 어김없이 봄, 여름, 가을, 겨울이 찾아오고 모든 생명이 절로 나고 자란다.

우리의 심장은 누가 시켜서 뛰는 것이 아니라 율려에 따라 스스로 조절하며 작동하고 있다. 숨 쉬는 것 또한 누구에게 배운 것이 아니라 절로 들숨과 날숨이 율려에 따라 우리 몸의 안을 드나들며 생명 현상을 일으키는 것이다. 율려는 생명의 질서다.

율려는 음양의 어울림의 체계를 가리키는 말로써 음악에서 쓰는 용어로 알려져 있지만, 원래 그것은 창조의 원음으로서 우주 조화의 근원을 말한다. 성경에 따르면 하느님이 태초에 천지를 창조할 때 사용한 도

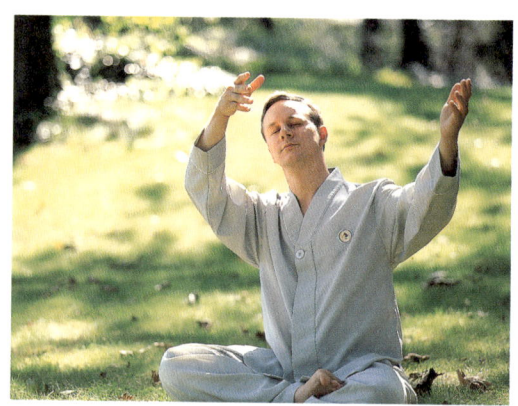

단무丹舞 단학수련법의 하나인 단무는 율려에 의해 나오는 춤이다. 우리 몸에서 율려가 깨어날 때 자연스러운 기의 흐름에 따라 단무가 터져 나온다.

구는 '말씀'이다. 여기서 말씀은 언어 이전의 언어로서, 빛과 소리와 파장에 해당한다. 이것은 대통일장의 근거로서 모든 생명체 속에 그 생명력의 실체로서 박동치고 있다. 율려는 우리의 심장을 뛰게 하고, 지구를 돌게 하고, 태양을 빛나게 하는 동일한 에너지다.

율려를 회복하는 것은 생명의 자연스러운 흐름을 회복하는 것이다. 율려는 우리 몸의 질서이며 동시에 우주의 질서다. 우리 몸이 율려 속에 있을 때 건강하다 할 수 있다. 또한 자연의 질서가 율려의 흐름에 따라 순환될 때 자연이 가진 건강한 생명력이 온전하게 작용한다고 볼 수 있다. 율려는 우리 사회의 흐름과도 연관된다. 그 사회가 건강한 사회인가 아닌가를 판단하는 척도는 율려가 살아 있는가 아닌가 하는 것이다. 율려를 통해 우리는 민족 문화의 뿌리 속에서 인류 문명의 기원을, 더 나아가서는 우주 생명의 근원을 만날 수 있다.

단학과 단학의 사회적인 실천으로서의 힐링 소사이어티 운동(홍익문

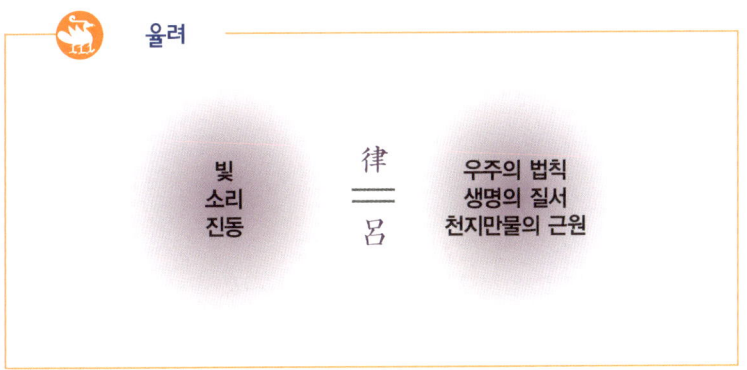

화운동)은 우리 문화의 뿌리요 생명의 근원인 율려를 회복하고자 하는 운동이다. 단학과 힐링 소사이어티 운동은 먼저 각 개인이 자신 속에서 율려를 회복하는 것에서 시작된다. 그리고 나서 사람과 사람, 사람과 자연, 더 나아가 궁극적으로는 하늘과 땅과 사람 사이의 큰 조화를 회복하고자 하는 율려 회복 운동으로 이어진다.

지금 인류 사회가 안고 있는 문제의 근원은 서로 잘 어울리지 못하고 잘 노닐지 못하는 데 있다. 어울림 속에 크고 작은 갈등들이 저절로 녹아내린다. 그리고 잘 놀 수 있는 근원에 바로 율려가 있다. 율려가 회복될 때 그 율려에 기초한 조화의 질서가 만들어져 서로 잘 놀 수 있게 된다. 그 가운데에서 공전과 자전이 동시에 이루어지는 새로운 사회 질서, 공평과 평등을 가능하게 하는 새로운 경제 질서, 구심력과 원심력의 조화를 가능하게 하는 새로운 정치 질서가 형성된다.

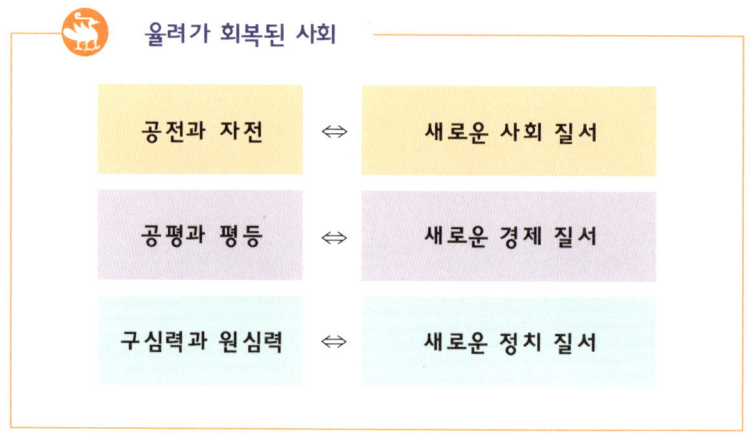

부도지에 나타난 율려

신라시대 박제상이 썼다고 전해지는 〈부도지符都誌〉는 우리 민족의 가장 오래된 사서史書다. 또한 세계 어느 나라에서도 찾아볼 수 없는 독특하고 뜻 깊은 창세 기록이다. 〈부도지〉에 의하면 천지창조의 주인공은 율려다. 율려가 몇 번 부활하여 어머니인 마고麻姑를 잉태했고, 마고는 홀로 두 딸인 궁희穹姬와 소희巢姬를 낳았다. 궁희와 소희는 또 네 천녀天女와 네 천인天人을 낳았다.

그리고 율려가 다시 부활하여 지상에 육지와 바다가 생겼다. 기氣, 화火, 수水, 토土가 서로 섞여 조화를 이루더니 풀과 나무와 새와 짐승들이 태어났다. 마고는 율려를 타고 지구를 삶의 터전으로 만들었으며, 천인과 천녀들은 하늘의 본음本音으로 만물을 다스렸다.

네 천인과 네 천녀는 마고의 뜻에 따라 서로 결혼하여 각각 3남 3녀를 낳았다. 그리고 그들이 또 서로 결혼하여 몇 대를 지나는 사이 1만 2천의 무리가 되었다. 그들은 지구상의 가장 높은 곳, 파미르 고원에 '마고성麻姑城'이라는 이상적인 공동체(부도符都)를 이루며 살았다. 그들은 땅에서 나오는 젖을 먹고 살아 품성이 조화롭고 깨끗하며 혈기가 맑았다. 그들은 하늘의 소리를 듣고 율려를 체득하여 자신이 우주와 하나임을 깨달았다. 율려에 의존하여 살았기 때문에 그들은 유한한 육체의 한계를 넘어 무한한 수명을 누렸으며 만물에 깃든 마음의 본체를 읽는 지혜로운 눈으로 세상을 보았다. 마음의 본체를 운용하여 소리를 내지 않고도 말을 했고, 마음먹은 곳은 어디든지 갔으며, 형상이 없이도 행동할 수 있었다.

그들 중에 지소씨支巢氏라는 사람이 어느 날 땅에서 나오는 젖을 마시려고 샘에 갔다. 그러나 사람이 너무 많아 마시지 못하고 돌아오는 길에 숲에서 묘한 냄새가 나는 곳을 발견했다. 들어가 보니 포도넝쿨이 보였다. 너무 배가 고픈 나머지 그는 포도를 허겁지겁 따 먹었다. 그런데 눈앞이 캄캄해지고, 귀가 웡웡거리고, 혀가 아려 오고, 온몸이 가렵고, 코가 맹맹해졌다. 지소씨는 어쩔 줄 몰라하다가 그만 기절하고 말았다.

시간이 흘러 지소씨가 정신을 차렸을 때는 눈앞에 펼쳐진 세상이 전과는 너무나도 달랐다. 온 세상이 색색으로 물들어 있고, 꽃에서는 향긋한 냄새가 코를 찌르고, 귀에는 물 흐르는 소리와 새들의 노래가 들렸다. 지소씨는 "천지가 아름답고 크구나. 하지만 내 기운을 능가하지는 못하리라. 이 모두가 포도의 힘이로다" 하고 소리를 질렀다.

그는 많은 이들에게 포도를 권했고, 포도의 다섯 가지 맛을 알게 된 사람들은 번잡하고 사사로운 욕망과 감정에 휩싸이게 되었다. 이것이 '오미五味의 변變'이다. 마고성 사람들은 깜짝 놀라 사람들이 포도를 먹지 못하도록 금지하기에 이르렀다. 마고성 사람들에게 처음으로 인위적인 금지법이 생긴 것이다. 아무런 구속과 강제 없이 스스로 알아서 움직이던 자재율自在律이 파괴된 것이다. 결국 포도를 먹은 이들뿐 아니라 포도를 먹지 못하도록 지키는 이들도 율려에 의존하여 살 수 없게 되었다. 포도를 먹은 이들은 몸이 이상하게 변했고, 거짓말을 하고, 남을 믿지 못하게 되었다. 사람들의 마음이 어두워져 마침내 천성天性을 잃고 마고성을 떠나 이리저리 흩어졌다.

성 밖은 그 사람들로 인해 점점 혼란스러워지고 나중에는 마고성까지 위험하게 되었다. 황궁씨黃穹氏는 마고성을 보존하기 위해 마침내 성문을 닫고 모두가 성을 떠나 이주할 것을 결심했다. 황궁씨는 마고성에 살던 네 무리 중 한 무리의 3천 명을 이끌고, 가장 춥고 위험한 북쪽의 천산주天山洲로 향했다. 다른 세 무리도 동, 서, 남쪽으로 향했다.

황궁씨는 천산주에 도착하여 마고성과 같은 이상적인 공동체를 다시 세울 것, 즉 '복본復本'할 것을 서약했다. 또한 사람들에게 수증修證, 즉 하늘의 이치를 체득하는 일을 열심히 하도록 일렀다. 큰아들인 유인씨에게는 하늘의 징표인 천부삼인天符三印을 주어 세상을 밝히게 하고, 둘째와 셋째아들에게는 천산주 일대를 순행巡行하도록 하였다. 이들에게 후일을 도모하도록 한 뒤 황궁씨는 스스로 천산天山으로 들어가 긴 소리를 토하는 돌이 되었다. 돌을 통해 율려의 음을 울려 오감과 욕망에 사로잡힌 사람들의 마음을 다스림으로써 그들이 율려를 회복하는 일을 도왔다.

큰아들 유인씨는 황궁씨에게 물려받은 천부삼인으로 사람들에게 만물의 근본이 하나임을 깨닫게 하였다. 또한 불을 일으켜 어둠을 밝게 비추고, 몸을 따뜻하게 하고, 음식을 익히는 법을 가르쳐 주었다. 후일 유인씨는 아들 한인桓因에게 천부를 전하고 산으로 들어간다. 한인은 천부삼인을 이어받아 사람들의 마음을 크게 밝히고, 햇빛을 고르게 비추고, 기후를 순조롭게 만들었다. 마침내 만물이 평정을 되찾고 사람들은 천성을 밝혀 본래의 모습을 되찾게 되었다. 황궁, 유인, 한인 3대가 천부삼인으로 3천 년 동안이나 수증을 한 정성 덕분이다.

우리 안에 내재한 신성을 밝혀 우주의 율려와 하나가 되는 과정을 〈부도지〉에서는 수증이라 했다. 수증은 곧 모든 생명을 아우르는 천지마음, 천지기운과 하나 되는 과정이다. 우리 민족은 잃어버린 율려를 회복해 이상적인 공동체를 다시 세우고자 '복본'을 맹세했던 민족이다. 복본을 위해서 〈천부경〉이 나왔고, 지감·조식·금촉을 통해서 인간을 신인합일의 경지로, 우아일체의 경지로 복본시키는 역사가 계속되었다. 그러나 이것은 비단 우리 민족만의 약속이 아니다. 율려의 회복은 인간 누구에게나 주어진 약속이며 꿈이다.

⎮ 단학과 깨달음

많은 사람들이 실체가 없는 깨달음을 좇고 또 무작정 깨달음을 얻고자 한다. 그 깨달음이 진정한 깨달음이라면 현실 속에서 그것을 실현할 수 있어야 한다. 깨달음의 실체가 무엇인지 알고, 왜 깨달아야 하며, 그 깨달음을 통해 무엇을 얻고자 하는지 알아야 한다.

깨달음은 선택이다. 우리 안에 원래 존재하는 것을 발견하는 것이다. 바로 그 자신의 참모습을 자기라고 인정하는 것이 깨달음이다. '나'의 실체가 몸과 그 위에 덧씌워진 이름이나 인격, 직업과 같은 정보가 아니라 영혼이요, 시작도 끝도 없는 영원한 생명인 신성임을 아는 것이다. 나는 그 실체를 '천지기운 천지마음'이라고 표현하였다.

깨달음은 관념으로부터 자유로운 인식이다. 그리고 선택할 수 있다는 것에 대한 자각이다. 깨달음은 전체를 이롭게 하고자 하는 마음 그 자체다. 영혼의 각성이 일어날 때 스스로 자기 삶의 주인이 된다. 영혼의 눈을 뜸으로써 '내 몸은 내가 아니라 내 것'이라는 말의 의미를 이해할 수 있다.

나는 나의 몸과 이름과 인격이라는 정보 그 자체가 아님을 알게 되며, 더 이상 그런 정보에 의해 지배받지 않게 된다. 그때 비로소 스스로 '선택'에 의해 나의 몸과 이름과 인격이라는 정보를 사용하게 된다. 선택할 수 있다는 것에 대한 자각은 우리에게 책임감의 진정한 의미를 알게 한다. 자신에게 선택권이 주어져 있다는 사실을 알기 때문에, 자기 삶과 현재 자신이 속한 사회 그리고 앞으로 지구에서 살게 될 후손에 대해서까지 책임지고자 하는 마음을 갖게 되는 것이다.

전체를 이롭게 하고자 하는 마음은 영적 각성으로부터 자연스럽게 생겨난다. 영혼의 본성이 사랑이고 평화기 때문이다. 또한 우리의 영혼은 모든 것의 근원이 하나임을 알기 때문이다. 깨달은 영혼은 관념으로부터 자유로운 눈으로 세상을 보고, 지금 세상에 무엇이 필요한지를 판단하고(선택하고), 그 필요에 따라 세상을 이롭게 하는 일을 하게 된다.

그렇다면 우리는 어떻게 깨달을 수 있는가?

깨달음을 얻을 수 있는 이유는 우리에게 본래부터 깨달을 수 있는 조건이 갖추어져 있기 때문이다. 그 조건은 우리가 가진 본래의 완전성이고 신성이다. 이 완전성의 의지적 표현을 가리켜 양심良心(밝은 마음)이라고 한다. 양심은 사회적 규범이나 윤리와는 다르다. 양심은 진실을 사랑하며 진실되고자 하는 의지다. 양심은 우리 내면의 완전함, 곧 신성의 표현이다.

양심은 그 무엇으로도 가릴 수 없고 외면할 수도 없는 우리 내면의 밝은 빛이고 완전한 앎이다. 양심이 있기 때문에 우리는 잘못했을 때 잘못했음을 알고, 균형을 잃었을 때 균형을 잃었음을 안다. 양심은 노력을 통해 얻은 결과가 아니라 처음부터 그렇게 주어져 있는 것이다. 이 완전한 앎이 바로 깨달음이고, 그 존재를 인정하는 것은 우리의 선택이다.

깨달음의 목적은 무엇인가? 왜 깨닫고자 하는가?

깨달음을 통해서는 부와 명예가 주어지지 않으며 또 깨달음 그 자체가 목적도 아니다. 깨달음이란 자신이 왜 지금 여기에 존재하는지 알고, 자기 몫의 코스를 달리기 위해 출발선에 서는 것이다. 깨달음은 단지 출발일 뿐 그 자체가 완성은 아니다. 어떤 종류의 경주든 어떤 코스를 달리든 최종 목적은 결국 한 가지, 영적인 완성을 이루는 것이다.

그렇다면 깨달음의 방법은 무엇인가?

깨달음은 본질적으로 선택이다. 올바른 선택을 하기 위한 가장 좋은 안내자는 자기 내면의 신성이다. 신성의 안내를 받을 수 있는 가장 확실한 길은 자기 영혼과 대화하는 것이다. 영혼의 소리를 들을 때 신성의 안내를 받을 수 있다.

신성, 곧 영혼은 우리의 뇌 속에 있다. 그리고 영혼의 감각 기관은 우리의 가슴에 있다. 영혼은 뇌를 통해서 우리에게 메시지를 전하고, 가슴

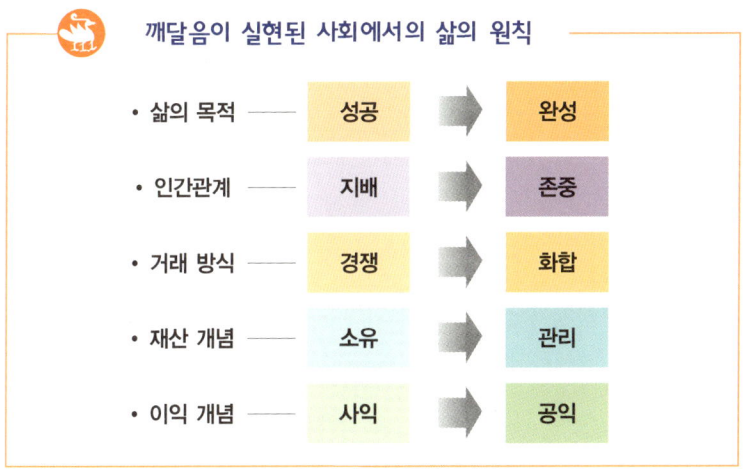

의 느낌을 통해 그 메시지가 얼마나 진실한지를 느끼게 한다. 자신의 뇌를 느끼고 뇌를 사랑하며 뇌와 깊은 영적인 교류를 하는 것, 가슴의 느낌에 집중하고 뇌의 메시지에 귀 기울이는 것, 그것이 신성의 안내를 받을 수 있는 가장 좋은 방법이다. 단학과 뇌호흡은 그 과정을 보다 쉽게 체험할 수 있도록 도와주고 안내해 주는 교육 방법이다.

마지막으로 깨달음의 결과는 무엇인가?

깨달음은 자기가 누구인지, 자기 삶의 목적이 무엇인지를 아는 것이다. 이전까지 자신을 지배해 오던 관념적 정보들을 벗어 버리고, 새로운 정체성과 새로운 삶의 목적을 갖는 것이다. 새로운 자기 정체성과 삶의 목적은 미리 정해져 있는 것도 아니고, 다른 사람이 가르쳐 주거나 강요할 수 있는 것도 아니다. 자신이 누구인지를 자각하고 그 자각에 맞는 삶을 살기 위해 무엇을 해야 할지, 깨어난 자신의 양심을 근거로 선택하는 것이다. 깨달음 자체보다 더 중요한 것은 깨달음의 실천이다. 깨달음의 실천, 깨달음에 바탕을 둔 새로운 삶의 원칙은 크게 다음의 다섯 가지로 정리해 볼 수 있다.

첫째, 삶의 목적이 성공에서 완성으로 달라진다. 둘째, 인간관계의 방식이 지배에서 존중으로 달라진다. 셋째, 거래 방식이 경쟁에서 화합으로 달라진다. 넷째, 재산 개념이 소유에서 관리로 달라진다. 다섯째, 이익 개념이 사익에서 공익으로 달라진다. 깨달음이 상식이 되는 사회는 이러한 새로운 삶의 원칙이 당연시되는 사회다.

단학과 인간

단학에서 말하는 이상적인 인간의 모습은 '홍익인간'이다. 홍익인간은 또한 '천지인'이기도 하다. 천지인은 자기 안에서 율려를 회복하고, 하늘과 땅과 사람의 조화를 회복한 사람이다. 천지인으로서 깨달음을 선택하고 그 깨달음을 실천하는 사람을 가리켜 홍익인간이라고 한다.

단학에서는 홍익인간을 가리켜 완전한 인간, 이상적인 인간이라 말한다. 완전한 인간, 이상적인 인간이란 말이 매우 거창하게 들릴지 모르지만 아주 단순하고 소박한 것이다. 왜냐하면 그것은 결국 원래 자기가 되고자 했던 자기 자신이 되는 것이기 때문이다. 자신이 선택한 삶의 목적을 이룸으로써 자기를 실현하고 궁극적으로 자기를 완성해 나가는 이러한 과정이 바로 '혼의 완성'이다.

혼은 우리 안에 있는 신성의 씨앗이다. 우리가 몸을 갖고 태어난 목적은 혼을 완성하기 위해서고, 씨앗으로 있는 신성을 완전히 꽃피우기 위해서다. 깨달음이란 혼이 가고자 하는 목적지가 어디인지를 아는 것이다. 그러므로 깨달음은 출발점이지 도착지가 아니다. 깨달음은 혼의 방황이 끝난 것이지 삶의 완성을 의미하는 것은 아니다. 삶의 완성은 곧 혼의 완성이다. 혼이 도달하고자 하는 목적지에 도달했을 때 비로소 혼은 완성된다. 우리가 생활 속에서 깨달음을 실천하고, 습관을 바꾸고, 성품을 기르는 모든 노력은 혼을 완성하기 위함이다.

깨달은 사람, '홍익'을 실천하는 사람, 삶의 목적을 영혼의 완성으로 삶은 사람의 또 다른 표현은 '지구인'이다. 영적인 완성은 근원적인 하나와 일체가 되는 것이다. 완성에 이르기 위해 우리의 영혼은 의식을 가두고 있는 관념과 집착, 제한된 정보의 감옥으로부터 자유로워야 한다. 이름, 인격, 종교, 민족, 사상…, 이런 관념적인 정보로부터 자유로워지는 길은 지구인으로서의 정체성을 갖는 것이다. 그리고 21세기 인류에게 절실히 필요한 것은 스스로 지구인의 정체성을 갖는 것이다.

자신의 영혼이 지구의 영혼과 하나임을 알고 지구를 모든 가치의 중심으로 보는 사람이 지구인이다. 지구인이 된다는 것은 '모든 것이 하나임을 아는 것'의 가장 구체적인 표현이다. 스스로 지구인으로 인식할 때 그동안 자신을 지배해 온 민족적, 종교적, 인종적, 사상적 편견과 관념

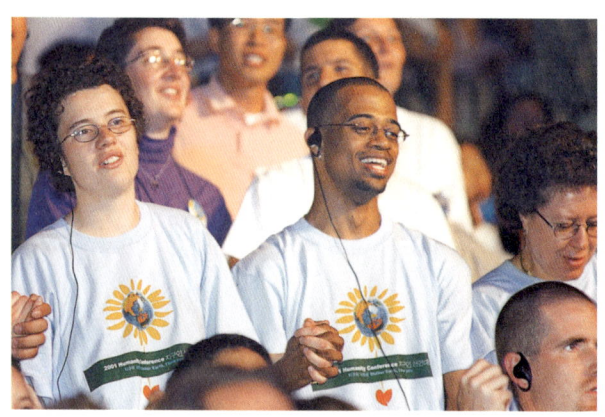

지구인운동
2001년 한국에서 개최된 '제1회 휴머니티 컨퍼런스-지구인 선언대회'를 시작으로 2002년 세계지구인연합회(WHEA)가 창립되었다. 세계지구인연합회는 지구 사랑과 인간 사랑을 실천하는 '지구인'들이 연대하여 활동하는 국제 NGO다.

을 극복할 수 있다. 인류 문명의 지배적 세계관이었던 대립적인 이원론을 극복하는 길은 바로 이러한 자각을 통해서다. 또한 지금까지 자신의 정체성을 형성해 온 민족, 종교, 사상이라는 한계를 넘을 수 있는 것도 지구인이라는 자각을 통해서 가능하다. 모든 인류가 지구인으로서의 정체성을 갖는다면 이념의 차이는 사고의 다양성으로 받아들일 수 있고, 종교의 차이는 개인적 취향의 차이에 지나지 않을 것이다. 또 민족 간의 문화의 차이는 갈등의 요인이 아니라 오히려 문화적인 다양함과 풍요로움, 포용력의 원천이 될 것이다.

이처럼 인류 스스로 지구인으로 새롭게 태어나는 것은 인류사적인 사건이다. 인류 역사상 처음으로 인간의 의미를 새롭게 발견하고, 인간의 참모습이 무엇인지 깨닫고, 그것을 현실 속에서 실현하고자 하는 일이다. 지구인은 지구의 입장에서 생각하고, 지구를 기준으로 양심에 따라 판단하는 사람이다. 모든 선택의 상황에서 이것이 나의 종교에 유리한지, 나의 민족과 국가에 유리한지를 따지는 것이 아니라, 지구 평화의 실현에 기여하는 것인지를 판단의 기준으로 삼는다. 이러한 인간상은 지금까지 지구상에 존재한 인류와는 전혀 차원이 다르다. 바로 이러한 사람을 뉴휴먼Newhuman이라 하고 신인간新人間이라 한다. 이러한 뉴휴먼은 지구의 미래요 희망이 될 것이다.

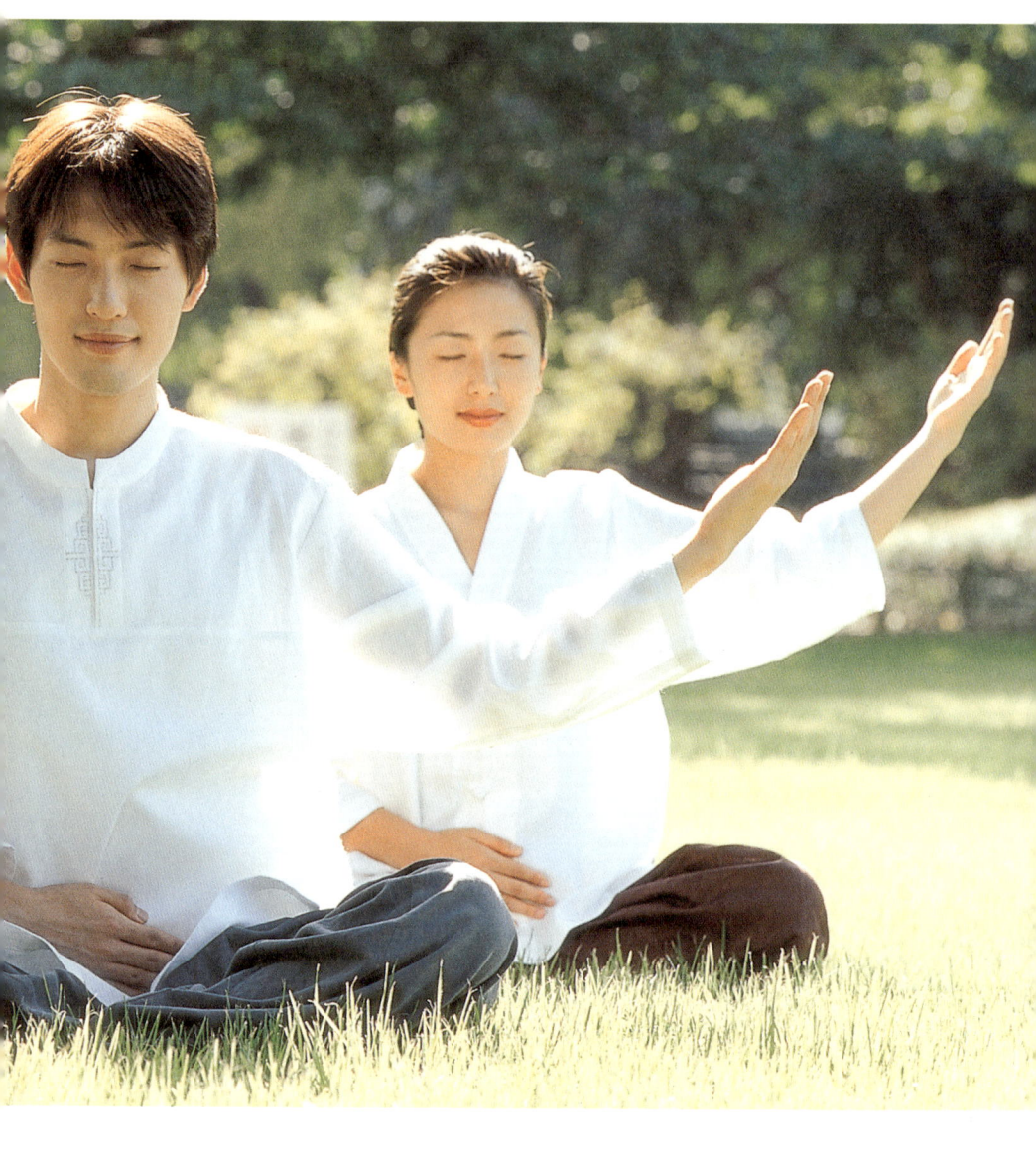

단학 원리편

2

단학의 철학과 원리

1 〈천부경〉의 철학

Ⅰ　'홍익인간 이화세계'의 철학

홍익철학과 삼원철학은 깨달음의 의식을 표현한 철학이다. 그리고 이 철학의 핵심을 표현하고 있는 것이 한민족 최고最古 경전인 〈천부경〉이다. 〈한단고기〉에 따르면, 〈천부경〉은 원래 9천 년 전 한국桓國에서부터 구전되어 오다가, 6천 년 전 배달국 때에 우리 민족 최초의 문자인 녹도문자(사슴발자국 모양을 본뜬 문자)로 기록되었고, 이것이 다시 4천4백 년 전 전 단군조선 때에 이르러 전서篆書로 옮겨졌다. 전서로 된 〈천부경〉을 신라의 대학자인 최치원 선생이 한자로 다시 번역함으로써 오늘에까지 전해지게 되었다.

경전이라고는 하나 여느 경전과 달리 〈천부경〉에는 섬겨야 할 신神도

없고, 그 신에 대한 신비적인 교의도 없다. 〈천부경〉의 의미는 여러 차원에서 해석할 수 있지만, 그 철학의 핵심은 크게 세 가지다. 첫째, 모든 것은 하나에서 시작하여 하나로 돌아가되, 그 하나는 시작도 끝도 없다. 둘째, 사람 안에 근본이 되는 하나의 세 가지 모습인 하늘, 땅, 사람이 모두 들어 있다. 셋째, 이러한 원리 근거에서 나온 실천적 지침으로서, 한 개인이나 한 민족이 아니라 널리 모든 인간, 모든 생명을 이롭게 하라는 것이다. 특히 이 마지막 실천 지침은 지금부터 5천 년 전 '조선'이라는 이름으로 나라를 세운 단군 왕검 때에 이르러, '홍익인간 이화세계'라는 건국이념으로 표현되었다.

'홍익인간 이화세계'의 철학은 인간을 인간답게 만드는 교육 이념이면서 동시에 세상을 하늘의 이치(존재의 근본 원리)에 맞게 경영하고자 하는 통치 이념이기도 하였다. '세상을 진리화하라(理化世界)'는 말은

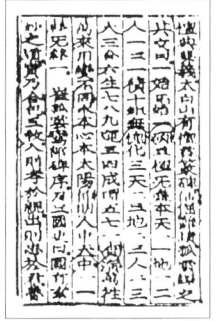

최치원의 저서 〈단전요의〉에 수록된 〈천부경〉 원본.

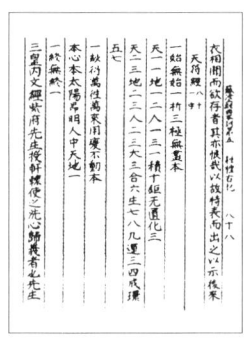

〈한단고기〉, 소도경전본훈의 〈천부경〉 원본.

이 이념이 지향하는 사회가 앎과 실천이 일치하는 사회, 지식과 현실이 일치하는 사회였음을 말해 준다.

이것을 개인적인 가르침이 아니라 국가의 통치 이념으로 삼았다는 것은, 진리를 삶 속에서 현실화하는 것을 개인적인 선택에 맡긴 것이 아니라 사회 질서 속에 시스템화하고자 했다는 것을 의미한다. 한인에서 단군에 이르는 역사는, 이러한 이상을 실현하기 위해 먼저 우주의 진리에 맞는 올바른 원칙을 세움으로써 조화의 기초를 마련하고, 두 번째로 그 원칙을 가르쳐 실천하게 하고, 마지막으로 사회 자체가 그러한 원칙에 맞게 돌아가도록 법과 제도를 만드는 과정이었다. 이러한 세 단계의 과정을 가리켜 조화造化, 교화敎化, 치화治化라고 말한다.

조화와 교화와 치화의 역사 속에는 공동체의 구성원 모두가 자신이 누구인지, 자기 삶의 목적이 무엇인지를 깨닫고 자신의 사명을 완수함으로써 스스로의 영적인 완성을 이루고, 자신의 영적인 완성을 통해 자신이 속한 공동체 전체를 이롭게 하는 이상적인 사회의 모습이 구현되어 있다. '깨달음이 상식이 되는 사회'는 현대단학에서 처음 나온 것이 아니라, 이미 이러한 천부철학의 교육 이념과 통치 이념 속에 들어 있었던 것이다.

〈천부경〉은 속세를 떠난 은둔자의 경전이 아니라, 국가의 통치 이념과 교육 이념으로서 한인의 한국에서 한웅의 신시배달국을 지나 단군의 조선에 이르기까지, 국가 경영의 철학적 기반이 되었다. 우리 민족 고유의 경전인 〈삼일신고〉와 〈참전계경〉도 〈천부경〉과 더불어 교화와 치화를 위한 철학적 기틀이 되었다. 〈천부경〉이 존재의 근본 원리와 우주의 기본 질서를 밝혀 놓은 것이라면, 삼일신고는 그러한 원리가 현실에서 어떻게 드러나는지를 설명하고, 그러한 원리를 깨달을 수 있는 방법(지감·조식·금촉)을 밝히고 있다. 또한 참전계경은 우주의 근본 원리와 부합하는 삶을 살기 위해 사람이 지켜야 하는 여러 가지 규범들을 담고 있다.

天符經

一始無始一析三極無
盡本天一一地一二人
一三一積十鉅無匱化
三天二三地二三人二
三大三合六生七八九
運三四成環五七一妙
衍萬往萬來用變不動
本本心本太陽昂明人
中天地一一終無終一

🌀 천부경 전문 해석

一始無始
모든 것은 하나에서 시작하나 그 하나는 시작이 없고

一析三極無盡本
하나가 나뉘어 셋이 되지만 그 다함이 없는 근본은 그대로다.

天一一地一二人一三
셋 중 하늘이 첫 번째로 나온 하나고, 땅이 두 번째로, 사람이 세 번째로 나온 하나다(하늘은 우주의 근본 원리를, 땅은 질료를, 사람은 원리와 질료를 조화시켜 만물을 생성해 내는 생명 에너지를 의미한다).

一積十鉅無匱化三
하나가 모여 열이 되고, 우주의 기틀이 갖추어지되 모두 셋으로 이루어져 있으니,

天二三地二三人二三
하늘이 둘을 얻어 셋이 되고, 땅이 둘을 얻어 셋이 되고, 사람이 둘을 얻어 셋이 된다(하늘도 하늘·땅·사람의 세 가지 차원을 가지고 있고, 땅도 사

람도 모두 그러하여 전체 존재계는 모두 아홉 개의 차원을 갖는다. 이 차원들은 또한 9단계로 이루어진 영적 성장의 과정에도 적용된다).

大三合六生七八九運

크게 셋이 합하여 여섯이 되고, 여섯이 일곱과 여덟을 만들며, 아홉에서 순환한다(하늘·땅·사람이 합쳐져서 온갖 사물을 형성하고, 진화하고, 발전하고, 완성에 이른다).

三四成環五七一

셋과 넷이 어울려 고리를 만들고, 다섯과 일곱이 어울려 일체가 된다(수직적 차원인 3원(천·지·인, 위·아래·가운데)에 수평적 차원의 사방四方이 생겨 큰 울타리(우주)가 만들어지고, 그 속에서 수기水氣와 화기火氣가 교류하고 순환하여 살아 움직이는 질서를 만든다).

妙衍萬往萬來用變不動本

만물이 이와 같은 질서 속에 오묘히 오고 가며 온갖 모양과 쓰임을 지어내지만, 그 근본에 있어서는 변함이 없다.

本心本太陽昂明

본마음은 태양과 같아서 오직 빛을 바라니(본래의 마음에는 밝고 밝은 신성의 빛이 있어서 스스로 밝음을 구하니)

人中天地一

사람 안에 하늘과 땅이 있어 셋이 일체를 이룬다(스스로의 밝은 실체를 깨닫고 보면 자신 안에 하늘·땅·사람이 모두 하나로 들어와 있음을 안다).

一終無終一

모든 것이 하나로 끝나되 그 하나는 끝이 없다(하나에서 시작해 생성과 진화의 과정을 거쳐 다시 하나로 돌아가나 근본 된 하나는 변함 없다. 이 이치를 알고 근본 된 하나와 일체가 되는 것이 완성의 의미다).

Ⅰ 삼원 조화의 철학

〈천부경〉이 전하는 메시지의 핵심은 '사람 안에 하늘과 땅이 모두 하나로 들어 있다'는 '인중천지일人中天地一'이라는 글귀 속에 있으며, 이것은 다시 '시작도 끝도 없는 하나, 모든 존재가 그것에서 나와서 그것으로 돌아가는 하나'를 의미하는 '일一'이라는 한 글자로 귀결된다. 이 하나(一)의 세 가지 다른 모습을 삼원三元이라 한다. 이를 다시 성性·명命·정精이라고도 하고, 이理·기氣·상像이라고도 하고, 심心·기氣·신身이라고도 하고, 영靈·혼魂·백魄이라고도 하고, 천天·인人·지地라고도 한다. 이처럼 하나는 셋으로 이루어져 있고, 그 셋이 조화를 이루어 모든 것을 생성한다.

이 세 가지는 서로 떨어져 있는 개체가 아니라 하나의 세 가지 다른 모습이다. 그 본래의 하나를 공空이라고도 하고, 무無라고도 하고, 0이라고도 한다. 그리고 우리 민족의 전통 철학에서 말하는 '한'이기도 하다. 이것은 모든 정보와 에너지를 생성해 내는 근원이다. 0이나 무나 공은 정보 이전의 세계로서 '있다·없다'를 넘어선 상태다. 그렇기 때문에 '있다·없다'로 한정 지을 수 없는 '하나(一)'다. 이 하나는 모든 존재의 참모습이고 또한 우리의 본성이기도 하다. 이것을 '한'이라고도 하고 '마음'이라고도 한다.

〈천부경〉에 내포된 삼원조화의 철학은 이 세계와 인간이 어떻게 창조되고 진화되고 소멸하는지를 보여 준다. 시공의 개념을 넘어서 이루어진 일이지만 논리적 순서로 말하자면, 제일 먼저 하늘이라 불리는 허공(性)이 있고, 두 번째로 땅이라 표현되는 질료(精)가 있고, 그 사이에서 사람이라 표현되는 에너지(命)가 움직이며 온갖 정보를 만들어 내고, 그 정보가 질료를 통해 형상으로 표현되는 것이다. 이렇게 형상화된 것을 가리켜 우리는 세계라고도 하고 우주라고도 한다.

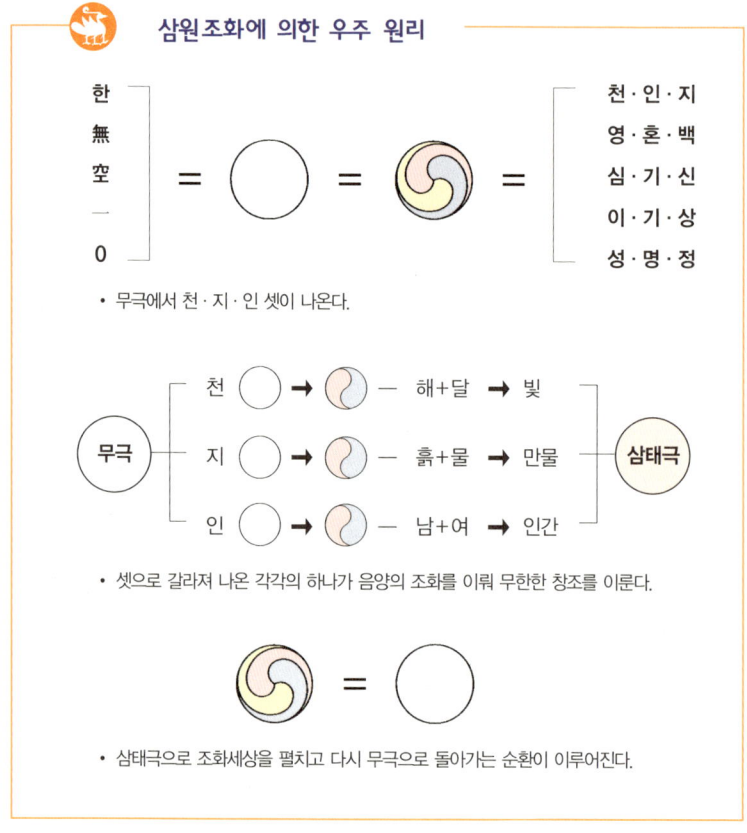

삼원三元의 조화에 의해 생성된 모든 것들, 모든 존재는 자신 안에 하나의 세 가지 다른 모습(三元), 곧 정보(神)와 에너지(氣)와 질료(精)를 모두 포함하고 있다. 하나의 세 가지 모습(三元) 중 한 가지는, 다른 두 가지를 연결시키고 조화시키며, 그 둘의 조화를 통해 모든 사물이 생성되도록 한다. 그러한 작용의 주체를 가리켜 성性·명命·정精에서는 명, 이理·기氣·상像에서는 기, 영靈·혼魂·백魄에서는 혼이라 한다. 그리고 하늘과 땅과 사람 가운데서는 코로 하늘의 기운(天氣)을 마시고 입으로 땅의 기운(地氣)을 먹는 '사람'이 바로 그 조화의 주체다.

존재의 세 가지 근본을 아는 것 그리고 그 세 가지가 서로 어울려 돌아가는 작용을 이해하는 것, 그 셋이 본래 나뉠 수 없는 하나임을 깨닫는 것, 이것이 삼원론철학의 핵심이다. 삼원론은 이원론에 단지 숫자 하나를 보탠 것이 아니라, 세계를 통일된 전체로 파악하는 통합적인 세계관이고, 조화와 화합과 평화의 철학이다. 우리가 이러한 삶의 철학을 가지고 있을 때, 존재의 여러 차원을 동시에 통합적으로 조망할 수 있고, 대립과 갈등을 극복하는 조화력을 발휘할 수 있다.

2 인간완성의 철학

I 천화의 도

〈천부경〉이 제시하는 삶의 궁극적인 목적은 천화化다. 천화는 얼을 깨치고 성장시켜 우주의 본성인 한얼과 하나 되는 것이며, 이것이 '영적 완성'이라는 말의 참 의미다. 〈천부경〉이 설명하는 이 같은 인간완성의 길을 '천화의 법' 혹은 '천화의 도'라고 하는데, 이것이 단학의 기원이다.

'천화의 도'는 나중에 '율려도律呂道', '풍류도風流道', '신선도神仙道' 등 여러 가지 이름으로 불렸으며 모두 〈천부경〉의 천지인 정신과 삼원 철학에 뿌리를 두고 있다. 이러한 철학은 이름은 같지만 장생불사를 목적으로 하는 중국이나 일본의 신선도와 다르다. 또한 얼을 키우기 위한 방법으로 '홍익인간 이화세계'라는 실천적인 비전을 제시하고 있다는 점에서 인식적 차원의 깨달음을 강조하는 불교와도 구분된다.

인간완성에 도달하여 천화할 때까지의 의식의 진화 단계를 아홉 단계로 설명한 것을 천화구진법佚化九進法이라고 한다. 천화구진법은 초지, 입지, 정지, 명지, 영지, 무사지, 대명지, 대령지, 천화의 아홉 단계를 말한다. 영적인 성장의 단계는 욕심을 낸다고 빨리 갈 수 있는 것도 아니고, 운이 좋아서 단계를 뛰어넘을 수 있는 것도 아니다. 자신에게 맡겨진 일에 성실과 책임을 다하며 한 걸음씩 꾸준히 나아가는 것 외에 그 어떤 왕도도 기술도 없다.

천화구진법

초지初知 자신이 누구인지, 자기 삶의 목적이 무엇인지에 대해 의문을 갖게 되는 단계다. 일상적인 삶에 대해 무상함을 느끼고, 보다 근원적이고 변하지 않는 영원한 무엇인가를 찾고자 하는 마음을 갖는다. 이 상태에서 다음 단계인 입지로 넘어가기 위해서는 주위 사람들의 사랑과 정성과 세심한 배려가 필요하다.

입지立知 입지는 삶의 목적을 영적 완성에 두기로 정한 상태다. 이때 스승이 귀한 것을 알게 된다. 입지의 단계에서는 마음은 확고해졌지만 아직 실천으로까지는 연결되지 않은 상태다. 몸과 마음이 그릇된 감정과 습관에서 완전히 벗어나지 못했기 때문에 많은 갈등을 겪게 된다. 입지 단계에서 중단전(혼)이 살아나면 다음 단계로 넘어가게 된다.

정지正知 정지는 혼이 살아나는 체험을 하는 단계다. 이때 자신의 내면에 깃든 신성과 순수의식을 체험하게 된다. 혼이 살아나면서 감각이 예민해지기 때문에 음주나 흡연 등 몸에 해로운 습관은 자연스럽게 교정이 된다. 이 단계부터 본격적으로 수련에 몰입할 수 있게 된다.

명지明知 의식이 매우 밝아져서 지식의 힘이 아닌 직관에 의한 지혜와 통찰을 바탕으로 세상의 이치를 알게 된다. 피해의식, 이기심, 자만심 등의 감정과 생활 습관 등에 의해 위축되어 있던 혼이 살아나 밝게 활동하는 시기다. 이때부터 원리에 의한 삶을 살게 되며, 홍익인간의 3대 공부(원리공부, 수행공부, 생활공부)를 할 수 있게 된다. 이 단계를 견성見性이라고도 표현한다.

영지靈知 혼의 장년기壯年期로, 혼이 크게 성장하여 매사에 자신감이 생기는 단계다. 영적인 능력이 생기기도 하고 누가 보아도 신령스러움이 느껴지기 때문에 사람들이 많이 따른다. 그러나 이 단계도 가아에서 완전히 벗어난 상태는 아니다. 가르침을 주고받는다는 상대적인 관념에서 벗어나지 못했으며 소유욕이나 명예욕, 자만심이 남아 있는 상태이므로 인정받고자 하고 지배하고자 하는 강한 유혹을 받기도 한다. 이 상태까지 갔다가도 사심을 극복하지 못하고 퇴보하는 경우가 많다.

무사지無思知 혼이 완성되어 천화가 가능한 단계다. 가아의 상태를 완전히 벗어나 진아의 상태에 이르렀으며 개인적인 공부는 모두 끝난 단계다. 밝음과 어둠, 있다와 없다 등 상대적인 관념들이 사라진 상태고, 주관과 객관이 통일된 무無의 자리에 있으므로 감정이나 사심에 의해 유혹을 받지 않는다. 자기의 공功을 기억하지 않으며 명예 등에 대한 집착에서 벗어난 상태다.

영지 단계 때와는 달리 겉으로는 특별한 점이 전혀 나타나지 않아, 보통 사람들은 도인으로서의 그의 면모를 알아보지 못한다. 이 단계에서 익고 익었을 때 천화의 법을 만날 수 있는 인연을 얻게 된다. 이때는 천지를 보고 천시를 읽게 되어 자신이 나아가야 할 때인지 떠나야 할 때인지를 알게 되는데, 세상에 나올 때가 아니면 그대로 천화한다. 그러나 천화를 거부하고 다시 세상에 내려오는 자는 대명지에 이른다.

대명지大明知 진정한 의미에서의 깨달음을 말한다. 이 단계에 들어선 사람을 성인이라고 부른다. 사명이 중요한 의미를 갖게 되는 단계다. 영혼 구제의 사명과 함께 공심, 우주심, 우주의식을 갖게 된다. 큰 사랑과 대자비심을 가지고 무사지로부터 다시 세상으로 나온다. 대자비심이란 우주 본성의 기운에서 나오는 마음이다. 대명지 단계에 이른 사람은 기적을 일으키지 않고 순수한 법法으로 세상을 일깨워 주려 한다. 대명지에 이른 사람이 세상 사람들을 볼 때는 혼으로밖에는 보이지 않는다. 그렇기 때문에 '어떻게 혼의 성장을 이루게 해 줄까' 만을 생각하며, 사람들의 혼을 하나하나 키워 나간다.

대령지大靈知 세상을 구할 수 있는 큰 지혜가 열리는 단계다.

천화伏化 혼이 완성되어 우주의 본성과 하나 되는 단계다. 원래의 우주 생명의 자리로 돌아간 상태다.

의식의 밝기와 단학수련 단계

의식의 밝기	의식의 상태	감정 상태	단학수련 단계
1000이상			천화
700~1000	깨달음	언어 이전	영지~대령지
600	평화	축복	명지
540	기쁨	고요함	
500	사랑	존경	
400	이성	이해	
350	포용	용서	
310	자발성	낙관	정지
250	중용	신뢰	
200	용기	긍정	입지
175	자존심	경멸	초지
150	분노	미움	
125	욕망	갈망	
100	두려움	근심	
75	슬픔	후회	
50	무기력	절망	
30	죄의식	비난	
20	수치심	굴욕	

POWER
사람에게 힘을 주는 긍정적인 에너지

FORCE
사람을 약하게 만드는 부정적인 에너지

〈의식혁명Power Vs Force〉의 저자 데이비드 호킨스 박사는 이 책에서 인간의 의식 단계를 구체적인 수치로 나타내고 이 수치에 상응하는 인간의 행동, 감정, 인생관 등을 상세하게 기록하여 인간의 의식 단계를 도표로 제시했다. 이 표는 단학수련 단계와 의식의 성장 과정의 상관 관계를 정리한 것이다.

3 단학인의 3대 공부

단학에서는 혼을 성장시켜 인간완성을 이루기 위한 세 가지 공부 방법으로 크게 원리공부와 수행공부, 생활공부를 꼽는다. 이 세 가지 공부는 우리가 원리적으로 깨달은 내용을 일상생활 속에서 실천할 수 있도록 도와준다. 깨달음 그 자체보다 중요한 것은 깨달음을 현실 속에서 구체적으로 실천하는 것이다. 주어진 삶의 조건들을 깨달음과 일치시키지 않으면 그것은 단지 깨달음에 대한 하나의 '기억'을 가지고 있는 것일 뿐이다. 단학에서 깨달음은 최종 목적지가 아닌 하나의 출발점이다.

진정한 의식의 성장은 현실 속의 원리공부와 수행공부, 생활공부를 통해 영적인 변화와 기적인 변화 그리고 감각적인 변화가 함께 이루어질 때 가능하다. 이것은 곧 단학수련의 완성 단계에서 정·기·신의 에너지가 하나로 이어져 몸과 마음을 자신의 의지대로 조절하고 활용할 수 있음을 의미한다.

　원리공부는 진리에 대한 자각을 의미하고, 수행공부는 그 자각을 몸에 익혀 나가는 과정을 의미하며, 생활공부는 그 진리를 삶 속에서 현실화시키는 것을 의미한다. 이 세 가지 공부를 통해서 혼이 성장하고 완성에 이르게 된다. 이 세 가지의 공부는 한 치의 오차도 없으며 거져 주어지는 법이 없는, 아주 정확한 공부다. 그렇기 때문에 지식이나 지위, 돈이나 특별한 재능이 필요한 것도 아니고 어느 누가 대신 해 줄 수 있는 것도 아니다. 이 공부를 잘하기 위해 필요한 가장 기본적이면서도 중요한 세 가지 자세는 정직과 성실과 책임감이다. 정직하고 성실하고 책임감 있는 것 외에 이 공부를 잘하는 다른 비결은 없다.

| 원리공부

세 가지 공부 중에서 가장 기본이 되는 것은 원리공부다. 원리공부는 책으로 하는 공부가 아니다. 원리공부의 핵심은 자기가 누구인지, 자신의 실체가 무엇인지를 아는 것이다. 내가 곧 천지기운이고 천지마음임을 아는 것이며 자신 안에 있는 완전성을 인정하는 것이다. 노력의 결과가 아니라 이미 주어져 있는 것을 인정하는 것이기에 스스로 선택하는 것이다.

　이것은 100m 달리기를 할 때, 출발하기 전에 목적지가 어딘지 분명하게 확인하는 것과 같다. 아직 거기에 이르지는 않았지만 목적지가 어디에 있는지 어느 방향인지는 분명히 알아야 하고, 달리는 동안 그 방향을 잃지 말아야 한다.

원리공부의 핵심은 조화의 원리를 아는 것이다. 조화의 원리는 누가 만드는 것이 아니라 그냥 그대로 존재하는 이치다. 내가 알건 모르건, 내가 있건 없건, 시작도 끝도 없이 스스로 존재하는 '법'이고 진리다. 그것을 아는 것은 이미 주어져 있는 것을 인정하는 것이고, 그렇기 때문에 선택이다. 조화의 원리의 핵심은 단학의 3대 원리기도 한 공전과 자전의 원리, 구심력과 원심력의 원리, 공평과 평등의 원리다.

수행공부

우리가 육체를 지탱하기 위해 밥을 먹듯, 수행공부 또한 하루도 빠짐없이 해 나가야 한다. 수행공부는 크게 원리공부와 수련으로 나누어 볼 수 있다. 원리란 시간과 공간을 초월하여 변함없이 적용할 수 있는 보편적인 우주의 법칙이다. 우리가 감정의 혼란에 빠져 있을 때 바른 길을 제시할 수 있는 일종의 잣대 역할을 하는 것이다.

원리를 깨우쳤을 때 밝은 지성이 열리고 영적인 깨달음이 온다. 즉 모든 의심으로부터 자유로워진다. 두려움과 분쟁은 원리에 대한 무지 때문에 생겨난다. 햇빛이 비치면 어둠이 사라지듯, 원리를 알고 나면 두려움과 무지는 저절로 녹아 없어진다. 원리에 대한 이해를 바탕으로 지혜와 통찰력이 생겨난다. 원리와 수련은 집을 지을 때의 설계도와 같아서 우리가 나아가야 할 방향과 목표를 제시하지만, 그것만 가지고는 목표에 도달할 수 없다. 산속에 들어가 혼자 수행을 통해서 깨달음을 얻었다 해도 그것은 근사한 그림을 한번 보고 나온 것에 불과하다. 그림을 한번 보았다고 해서 실제로 자신이 그런 그림을 그릴 수 있는 것은 아니다. 수행공부는 자신의 행동을 자신의 앎과 일치시켜 나아가는 것을 의미한다. 이것은 자신의 실체에 대한 자각을 근육과 뼈에 그리고 세포 하나하나에까지 각인시킴으로써 자신의 몸과 삶 자체를 진리로 만들어 나가는 것이다. 이 과정은 결국 자신이 붙들고 있는 집착과 관념과 욕심을 놓음으로써 자신을 점점 비워 가는 것을 의미한다.

우리는 수많은 정보를 습관과 기억의 형태로 몸에 지니고 있다. 그중에는 가지고 태어난 것도 있고, 살면서 경험을 통해 얻게 된 것도 있고, 자신도 모르는 사이 머리 속에 들어와 자리잡은 것도 있다. 수행은 모든 정보를 정화하여 어떤 정보의 찌꺼기도 없는, 원래의 순수한 생명을 되찾아 가는 과정이다.

생활공부

수행공부를 통해서 느낀 환희심을 일상생활 속에서 유지해 나가기 위해서는 끊임없는 노력이 필요하다. 생활공부 없이 수행의 묘미에만 심취하다 보면 자칫 기본적인 의식주의 문제 해결에 대한 책임도 버리고 현실도피적인 방향으로 치우칠 염려가 있다. 몸과 마음으로 원리를 깨달았을지라도 현실 속에서 그것을 적용할 수 없다면 반쪽짜리 공부에 지나지 않는다. 수행공부는 생활공부를 통해 완성된다.

생활공부는 바로 사리事理공부다. 사리도 모르면서 도리道理를 찾으려 해서는 안 된다. 수행과 생활은 둘이 아니다. 수행을 통해서 깨달음을 얻은 사람은 생활에서도 모범이 되어야 한다. 그가 경영인이라면 자신의 깨달음을 경영에 구현하기 위해 노력해야 하고, 그가 농부라면 농사짓는 일 속에서 자신의 깨달음을 실천하고 점검해 보아야 한다. 수행을 한다는 미명 아래 현실의 책임을 미루는 것은 아직도 이분법적인 세계관에서 벗어나지 못하고 깨달음이라는 환상을 극복하지 못한 경우다.

수행공부와 생활공부가 바르게 되었을 때, 나와 더불어 남을 위하는 삶은 봉사나 희생의 차원이 아닌 우주의 이치를 따르는 순리적인 삶임을 알게 된다. 명예심이나 자신이 선행을 쌓는다는 생각조차 없이 드러냄 없는 음덕陰德을 쌓아 가는 삶이다. '왼손이 하는 일을 오른손이 모르게 하라'는 성경의 말씀도 이와 같은 이치다. 이것은 또한 단학의 궁극적인 목표인 성통공완하는 삶의 모습이며 진정한 무위행無爲行을 실천하는 모습이다.

생활공부는 깨달음을 사회생활 속에서 실천하고 현실화하는 것이다. 우리에게 생활공부가 필요한 것은 혼의 성장을 평가하고 확인하기 위해서다. 혼은 눈에 보이지 않는다. 눈에 보이지 않는 혼이 얼마나 성장했는지 무엇을 통해 알 수 있을까? 혼을 드러내 주는 것은 성품이다. 성품은 관계 속에서 드러나는 혼의 모습이며 이러한 성품을 통해 혼의 성장 정도를 가늠할 수 있다.

다른 사람과의 관계 속에서 선택을 하고, 그 선택에 대해 평가받고, 평가를 통하여 자신을 돌아보고, 그 돌아봄을 바탕으로 다시 선택하는 동안 우리의 성품이 모양을 갖추게 된다. 때로 부딪치고 깨지는 고통을 겪기도 하지만, 그러한 체험을 통해 자신의 습관과 기억을 정화해 감으로써 하늘을 닮고 땅을 닮은 조화롭고 덕스러운 성품, 막힘도 걸림도 없는 성품이 만들어진다.

무언가 진리를 알았다고 생각되면 그 상태에 머물고자 하여 일상적

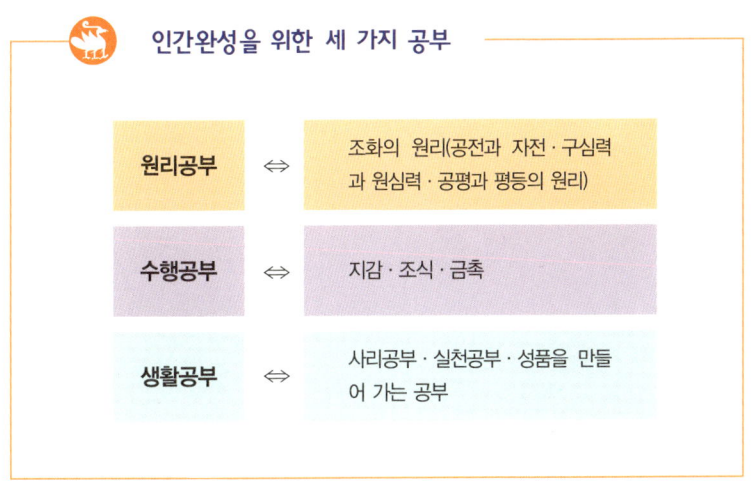

인간완성을 위한 세 가지 공부		
원리공부	⇔	조화의 원리(공전과 자전·구심력과 원심력·공평과 평등의 원리)
수행공부	⇔	지감·조식·금촉
생활공부	⇔	사리공부·실천공부·성품을 만들어 가는 공부

인 사회생활을 멀리하는 경우도 있지만, 사회적 삶을 떠나서 얻는 것은 결국 자기만족일 뿐이며 혼의 성장을 기대할 수 없다. 혼은 깨달음을 실천할 때 내면에서 생기는 스스로에 대한 신뢰와 기쁨과 평화를 먹고 자란다. 그래서 혼이 성장하려면 스스로를 표현하고 비춰 볼 대상이 필요한 것이다. 남을 위해서가 아니라 바로 우리 자신을 위해서, 우리 자신의 혼을 가꾸고 좋은 성품을 가꾸기 위해서, 우리에게는 동료도 필요하고 이웃도 필요하고 공동체도 필요하다.

4 단학의 3대 원리

단학 원리의 핵심은 '조화'다. 우주의 모든 현상은 개별적인 듯하나 근본적으로는 모두 하나로 연결되어 있다. 또한 극심한 혼돈 속에 있는 것처럼 보이지만 그 안에 나름의 조화와 질서가 내재되어 있다. 스리랑카에서 나비가 날개를 펄럭이면 몇 주 후 플로리다에서 허리케인이 몰려온다는 유명한 '나비 이론'이 시사하는 것처럼, 아무리 미미한 생명의 창조와 소멸이라 할지라도 우주 전체의 질서에 영향을 미친다. 우주는 분리할 수 없는 하나의 그물이며, 그것은 계속해서 움직이고 성장하며 변화하는 역동적인 것이다.

단학에서 말하는 조화도 고정불변하는 위계 질서를 의미하는 것이 아니라 살아 생동하는 역동적 균형을 의미한다. 단학은 조화로운 몸에서 출발해 몸과 마음, 개인과 개인, 개인과 사회, 인간과 우주 자연이 조화를 이루도록 하는 원리에 바탕을 두고 있다. 조화의 원리가 구체적으로 표현된 것이 바로 공전과 자전의 원리, 구심력과 원심력의 원리, 공평과 평등의 원리다.

| 공전과 자전의 원리

공전과 자전의 원리는 전체(또는 중심)를 기준으로 한 궤도 운동인 공전과 개인의 성장이라는 자전이 조화롭게 하나로 연결되는 것을 말한다. 이러한 조화가 이루어지려면 자전을 하는 개인이 공전이라는 큰 질서를 잃지 않아야 한다.

지구는 자전하면서 또한 태양의 주위를 돈다. 지구의 자전도 태양계의 운행이 원활하기 때문에 가능한 것이다. 태양계의 질서가 깨진다면 지구의 자전도 성립할 수 없다. 마찬가지로 개인이 속한 사회 전체를 이롭게 하지 않는 개인의 성장은 한계를 갖게 마련이다. 공전에 대한 의식이 있을 때 개인의 이익보다 전체의 이익을 먼저 생각할 줄 알고, 중심과 룰을 지킬 줄 안다.

자기 몸에만 한정되어 '나'라고 인식하는 것이 아니라 우리의 생명을 지탱하는 호흡을 통해서 우주와 내가 하나임을 알 때, 생명의 근원이 몸 안에 있는 것이 아니라 천지에 있다는 사실을 자각하게 된다. 분리라는 환상에서 벗어나지 못한 채 현상적인 '나'에 얽매여 있어서는 결코 공전의 의식을 가질 수 없다. 마찬가지로 사회 구성원으로서 개개인이 사회 생활을 하면서 실현하는 건강과, 자신의 몸과 마음 안에서 일어나는 건강 사이에도 공전과 자전의 원리가 적용된다.

인류의 역사가 투쟁으로 점철될 수밖에 없었던 것은 나 중심, 내 가족 중심, 내 지역 중심, 내 국가 중심 논리의 결과다. 결국 공전은 없고 자전만 있는 극도의 이기주의가 인류 전체의 생존을 위협하게 된 것이다. 그러나 '지구가족'이라는 인식이 보편화되고 핵무기나 공해 문제 등 한 지역에서 발생한 문제가 인류 전체의 생존에 영향을 미치는 시대가 됨에 따라, 개인의 생명과 전체의 생명이 하나라는 것을 많은 사람들이 실감하게 되었다. 자전은 공전을 실현하지 않고서는 유지될 수 없다. 이것이 공전과 자전의 원리다.

구심력과 원심력의 원리

구심력과 원심력의 원리는 부분의 운동 에너지가 전체(또는 중심)의 운동 에너지와 조화를 이루어야 함을 의미한다.

구심력은 원심력에 의해 현실화되는 힘이고, 원심력은 구심력의 존재를 전제로 했을 때 발휘될 수 있는 힘이다. 원심력이 없으면 구심력은 잠재적으로만 존재할 뿐 현실적인 힘으로는 존재하지 않는다.

반면 원심력이 구심력보다 더 크면 부분은 전체에서 떨어져 나가 버린다. 결국 전체의 조화로운 운동을 위해서 원심력은 구심력에 맞추어 스스로를 조절해야 하는 것이다. 구심력과 원심력의 균형이 맞을 때만 전체 시스템의 운동이 유지된다.

| 공평과 평등의 원리

공평과 평등의 원리는 각 부분의 차이에 대한 공정한 평가를 근거로 전체의 균형이 유지되어야 함을 의미한다. 차이에 대한 공정한 평가가 전제되지 않았을 때 평등은 기계적이고 비생산적인 평준화로 전락해 버리고 만다. 이것은 마치 어른과 아이에게 똑같은 양의 밥을 주고 똑같은 양의 일을 하라는 것과 같다. 그렇기 때문에 그냥 평등이 아니라 공평을 전제로 한 평등이 되어야 하는 것이다.

이 세 가지 법칙은 한 개의 원자에서부터 은하계에 이르기까지, 여러 개체가 한 무리를 이루어 돌아갈 때, 모든 구성 요소들이 지켜야 할 행동의 원칙이 무엇인지를 말해 준다. 이 원칙은 일상적인 사회생활에도 똑같이 적용된다. 이 룰이 제대로 지켜질 때 전체가 정상적으로 기능할 수 있다.

이러한 모든 운동이 제대로 돌아가기 위해서는 먼저 운동의 중심이 제대로 맞추어져 있어야 하고(공전과 자전), 그 다음으로는 각 부분의 운동 에너지가 전체(혹은 중심)의 운동 에너지와 조화를 이루어야 한다(구심력과 원심력). 그리고 각 부분의 기능과 역할과 현재 상태가 정확히 평가된 뒤, 만약에 부조화가 있으면 넘치는 곳에서 모자란 곳으로 저절로 에너지가 흘러가야 한다(공평과 평등).

이 세 가지 법칙이 지켜질 때 질서와 조화가 유지되고, 일그러질 때 혼란과 다툼이 생긴다. 이러한 법칙을 지키지 않는 어떤 운동도 결코 오래가지 못한다. 유기체 전체를 생각하지 않는 세포, 조직이나 공동체를 생각하지 않는 개인, 지구 전체의 생명의 질서를 생각하지 않는 인류는 존속할 수 없다. 그것이 질서고 원리며 도의 작용이다.

중심에 맞추지 않고 궤도를 지키지 않으면 다른 것과 충돌하게 되고, 속도를 제대로 맞추지 않으면 궤도를 벗어나게 되고, 차이에 대한 공정한 평가가 없으면 균형과 조화를 유지할 수 없다. 개체의 운동이 이 원칙들 중 어느 하나라도 어기면 전체를 해롭게 하고 결국은 스스로를 파괴하게 된다. 도의 운동은 그렇게 엄정하다. 그 엄정함이 자비고 큰 사랑이다. 도의 자비가 엄정하기 때문에 모든 존재가 제자리를 지킬 수 있고 모든 생명이 안심하고 자신을 실현할 수 있다.

모든 생명 활동 역시 이러한 법칙들을 지키기 때문에 유지된다. 우리의 몸 자체가 그러한 법칙이 지켜짐으로써 유지되는 하나의 질서고 조화다. 우리 몸의 세포는 그 하나하나가 선택권을 갖고 있다. 그럼에도 제멋대로 하지 않고 자신의 선택을 전체와 조화롭게 맞추어 간다. 모든 생명 현상은 강제된 질서가 아니라 자율적 질서 속에 있다.

우리 몸의 각 부분, 모든 세포들은 운동의 중심을 전체에 두고(공전과 자전) 전체의 운동에 자신의 운동을 맞추며(구심력과 원심력), 각 세포의 상태를 정확히 파악하여 모자라거나 넘치는 부분이 있으면 저절로 움직여 균형을 회복한다(공평과 평등). 이때 넘치는 곳에서 모자라는 곳으로 에너지나 물질이 이동하는 것은 그 세포가 특별해서가 아니라, 그 세포가 정상적으로 기능해야 전체에 도움이 된다는 것을 알기 때문이다. 우리 몸을 구성하는 모든 세포와 장기가 이러한 원칙을 따라 움직이고 있다. 몸이 운동할 때는 전체가 대사 속도를 올려 에너지를 생산하고, 운동을 멈추면 대사 속도를 늦추고 에너지를 비축한다. 만일 이러한 보조가 안 맞으면 경련이 생기고 마비가 온다.

이와 같이 질서와 균형을 유지하기 위해, 우리 몸을 구성하는 모든 장기와 세포들은 안팎을 드나들면서 동시에 몸 주위를 둘러싸고 있는 에너지체의 변화, 그 섬세한 파장의 변화에 항상 민감하게 반응한다. 우리 몸의 모든 부분은 서로의 움직임에 그리고 각각의 움직임이 결합하여 만들어 내는 전체의 변화에 항상 감각을 열어 놓고 귀를 기울이고 있다.

공전 궤도를 지키지 않는 자전, 운동의 속도를 전체에 맞추지 않고 자신이 가진 정보와 에너지를 주위와 나누지 않는 잘못된 생명 활동의 가장 전형적인 예는 암세포다. 암세포는 주위와 모든 의사 소통을 단절한 세포다. 암세포는 전체는 물론 스스로를 파괴한다.

반면에 모든 건강한 세포는 전체를 중심에 두고 스스로의 활동을 조절한다. 우리의 몸이 그렇게 하고 있고 지구가, 태양이 그렇게 하고 있다. 특별한 경우가 아니고는 우리 몸의 기본적인 생명 활동에서 공전과 자전, 구심력과 원심력, 공평과 평등의 법칙이 지켜지고 있는지 그렇지 않은지 걱정할 필요가 없다. 몸이 스스로 알아서 그 원칙을 지키고 있으며, 어쩌다 우리의 실수로 질서와 균형이 깨지더라도 이른바 자연 치유력에 의해 몸이 스스로 균형을 회복하기 때문이다.

문제는 우리의 의식적인 선택에 의해 이루어지는 사회 활동에서 이러한 원칙이 제대로 지켜지고 있는가 하는 것이다. 작은 조직은 작은 조직대로 큰 조직은 큰 조직대로 이러한 원칙을 지켜 나갈 때, 그 조직의 생명이 유지되고 정상으로 기능한다. 만약 원칙이 지켜지지 않으면 그것이 바로 이상이 있음을 나타내는 징후다.

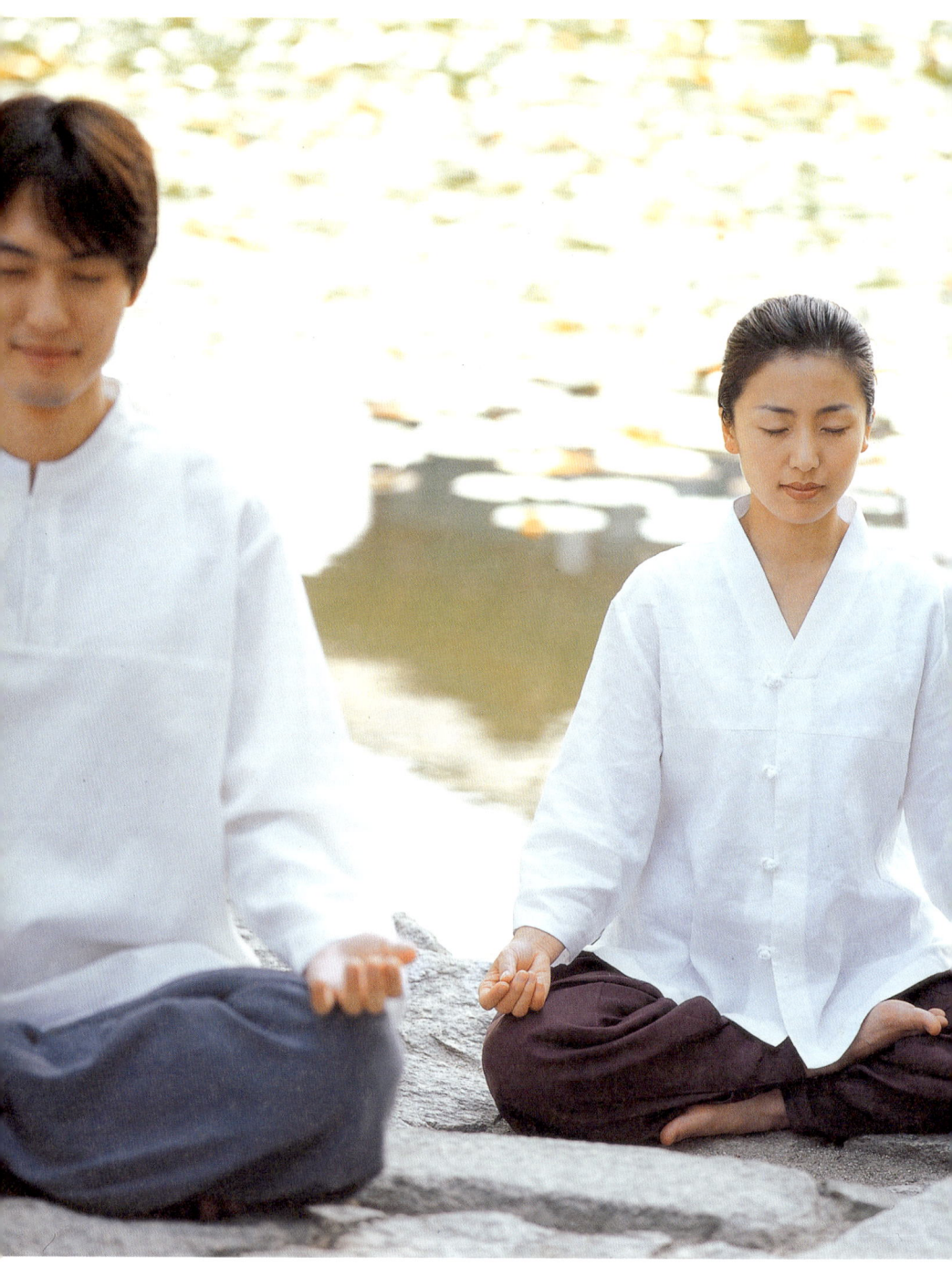

단학 원리편

3

단학의 비전

 # 1 개인완성과 전체완성

우리가 살아가는 현실 속에 홍익인간 이화세계를 구현하기 위해 단학에서는 개인완성과 전체완성이라는 비전을 제시한다. 개인완성과 전체완성을 다른 말로 성통공완이라 하기도 한다.

단학에서 말하는 개인완성과 전체완성은 별개로서 존재하는 것이 아니며, 하나를 먼저 하고 다른 하나가 뒤따라오는 식도 아니다. 그 두 가지는 항상 상호보완적으로 작용한다. 개인완성은 우주의 본성本性과 통한다 하여 성통性通이라고 하고, 이를 세상으로 확대하는 전체완성은 공완功完이라고 한다. 그러므로 단학의 목적은 성통공완性通功完하는 데 있다.

깨달음은 이제 더 이상 깊은 산속 토굴에서의 개인적인 신비 체험이 아니라, 누구나 쉽게 이해하고 참여할 수 있는 보편적인 삶의 방식이 되어야 한다. 깨달음은 한두 명의 선택된 성인에 의해서가 아니라 다수의 사람들에 의해서 동시에, 전 세계적인 규모로 이루어져야 한다. 다시 말해, 깨달음은 상식이 되어야 하고 대중화되어야 한다.

건강한 의식을 토대로 한 건강한 문화를 건설하는 것이 개인완성과 전체완성을 지향하는 단학이 나아갈 길이다. 우리 민족에게는 상고시대부터 이미 그러한 깨달음의 문화가 있었고, 그것을 세상에 널리 알리고자 하는 노력이 있었다. 깨달음이 보편화된 세계를 실현하고자 하는 노력이 바로 현대단학이 실천하고 있는 힐링 소사이어티 운동(홍익문화운동)이다. 단학은 현실 속에서 그 정신의 실현을 끊임없이 모색해 나가는 과정이다.

개인완성을 위한 뉴휴먼의 다섯 가지 조건

단학은 몸이라는 소우주를 통해 개개인 안에 존재하는 진리를 체득하고 우주 전체에 대한 보편적인 깨달음으로 나아가는 과정이다. 그것은 우선 개인완성으로서 우리 안에 깃든 생명의 리듬인 율려를 회복하는 것이다. 그 만남을 통해 생명에 대한 체험적 자각, 풍부한 감성과 조화로운 정서, 밝은 의식과 뚜렷한 삶의 목적을 가진 새로운 인간으로 다시 태어나는 것이다.

이것이 단학에서 제시하는 개인완성을 이룬 이상적인 인간상이며

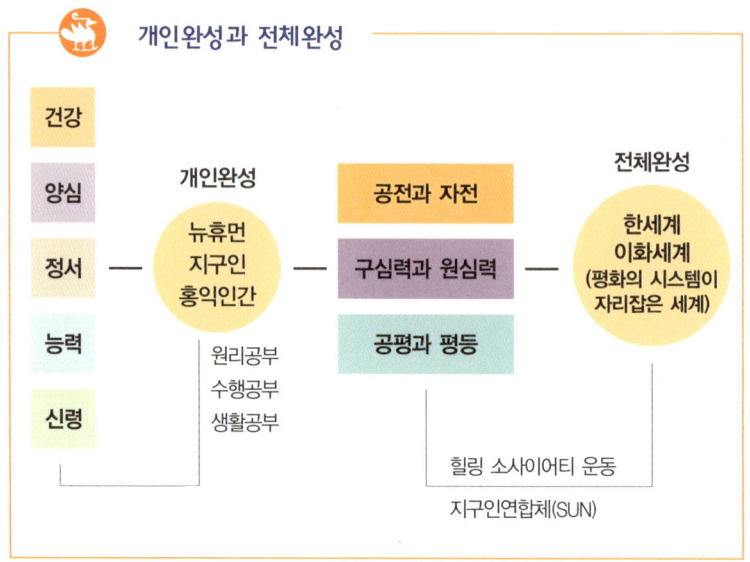

'뉴휴먼'의 모습이다. 이러한 현대적 의미의 홍익인간의 모습은 다음과 같이 정의할 수 있다.

건강한 사람

개인완성의 첫째 조건은 건강한 사람이다. 우리는 지금껏 건강을 질병이 없는 상태로 정의해 왔지만, 단학은 더욱 적극적이고 긍정적으로 건강을 정의한다. 건강은 병이 없는 상태라기보다는 자기 몸의 기능과 에너지를 100% 의도한 대로 활용할 수 있는 상태다. 결국 '내 몸은 내가 아니라 내 것이다' 라는 자각을 전제로 몸에 대해 진정한 주인 노릇을 하게 되는 것을 의미한다. 우리가 감각을 깨우고, 몸과 마음의 커뮤니케이션을 회복하는 것은 이러한 차원의 건강을 얻기 위함이다.

양심적인 사람

두 번째는 양심적인 사람이다. 양심은 옳고자 하는 의지, 참되고자 하는 의지다. 옳고 그름의 내용은 시대에 따라 다르고 문화에 따라 다를 수 있겠지만 옳고자 하는 의지, 참되고자 하는 의지는 보편적이다. 진실은 상황에 따라 변하나 진리는 영원한 것이다. 양심은 우리 내면의 진리인 신성의 소리에 대한 귀 기울임이며 밝음에 대한 지향이다. 이것이 없이는 건강한 몸도, 높은 지능도 본래의 쓰임새를 상실한 도구가 되어 버리고 만다. 이것은 결국 나는 누구인가, 그리고 내 삶의 목적은 무엇인가에 대한 근본적인 자각이 없이는 불가능하다. 신성에 대한 자각과 체험이 이루어질 때 그것을 바탕으로 우리의 가슴속에 형성되는 의지이자 완성에 대한 지향이 바로 양심이다.

정서적으로 풍부하고 조화로운 사람

세 번째는 정서적으로 여유 있고 조화로운 사람, 멋과 풍류를 아는 사람이다. 감정은 지배하고 통제하고 억압할 것이 아니라, 느끼고 즐기고 활용할 삶의 도구다. 감정을 삶의 도구로서 제대로 느끼고 활용할 때 말과 행동이 자연스럽고, 다른 사람과도 잘 어울릴 수 있다. 이것이 바로 율려를 아는 삶이다. 율려를 체득하게 될 때 우리의 정서는 더욱 풍요로워지고 감정의 문제는 자연스럽게 해결된다. 율려를 이해할 때 누구나 자기만의 감정을 한 차원 더 높게 승화시켜 표현할 수 있다. 단학은 내 몸과 마음에 잠재해 있는 율려를 일깨워 세상의 그 어떤 대상과도 잘 놀 수 있는 방법을 터득하게 한다.

능력 있는 사람

네 번째는 능력 있는 사람이다. 몸과 마음의 건강이 이미 전제되어 있으므로, 여기서 말하는 능력의 가장 중요한 요소는 지성이다. 지성은 어렵고 복잡하고 심각한 사고력을 말하는 것이 아니라 밝고 건강하고 실질적인 정보를 생산하는 능력이다. 지성은 문제 해결 능력이며, 깊은 통찰과 확고한 실천력을 전제로 한다. 통찰은 사심 없는 관찰로부터 나오며, 실천력은 큰 사랑으로부터 나온다. 건강하고 조화로운 몸과 마음이 이러한 지성을 만든다.

신령스러운 사람

다섯 번째는 신령스러운 사람이다. 영靈(spirit)이란 정보를 가진 에너지 파장이다. 그 파장이 우리의 뇌파와 연결되어 정보 교환이 이루어질 때, 그것을 '영감을 받았다(inspired)'고 표현한다. 우리가 살고 있는 이 우주 자체가 지성을 가진 에너지로 충만해 있으므로, 사실 존재하는 모든 것은 기본적으로 신령스럽다. 여기서 신령스러움의 수준을 결정하는 것은 영이 지닌 정보의 질이다.

그러므로 신령스러운 사람이란 차원 높은 정보를 가진 사람이며, 이것은 결국 의식 차원의 문제다. 우리 뇌의 주파수 대역은 무한대기 때문에 온갖 수준의 정보, 영, 메시지, 아이디어들이 다 드나들 수 있다. 그 중에 어느 것을 받아들이는가 하는 것은 우리의 의지와 선택에 달려 있다. 각 개인에게 입맛이 있고 취향이 있는 것처럼 뇌를 드나드는 정보의 선택에 있어서도 개인적인 기호와 취향이 있으며, 이는 우리가 지닌 습관의 한 부분이다. 신령스러운 사람이란 좋은 생각을 하고, 좋은 말을 하고, 좋은 정보를 생산하며, 그 정보를 일상생활 속에서 실천하는 좋은 습관을 가진 사람이다.

전체완성

한세계가 이루어진 사회는 조화와 화합, 창조를 통한 가치 추구가 개인 및 사회 발전의 원동력이 되는 사회다. 이때 비로소 진정한 의미의 지구촌이 완성될 수 있다. 그러나 한세계는 고정불변한 유토피아가 아니라 인간 의식의 진화에 따라 끊임없이 변화하고 발전해 가는 '과정'이다. '나는 분리되고 단절된 개체가 아니라 전체의 일부' 임을 자각한 개인과 집단이 그러한 자각을 실천하는 과정을 통해 한세계는 완성된다.

　이러한 원칙을 우리 사회에 적용했을 때, 가장 중요한 문제는 중심점을 제대로 파악하는 것이다. 우리의 사회 활동이 이러한 원칙에 맞게 이루어질 때 그 모든 활동을 통합하는 최종 구심점은 과연 무엇일까? 우리의 사회 활동에 이러한 법칙을 어떻게 적용해야 할까?

우리의 사회 활동을 통합해 주는 최종 구심점은 바로 지구다. 우리가 개인, 자기 민족, 자기의 종교를 구심점에 두게 되면 인류 사회의 평화와 질서를 파괴하고 결국에는 스스로도 파괴하게 된다. 우리가 모든 생명체 가운데 인류를 중심에 두게 되면, 생태계 전체와 지구를 파괴하고 결국에는 우리 자신까지 파괴하게 된다. 지구를 우리가 하는 모든 활동의 구심점에 두는 것이 지구도 살리고 우리 자신도 살리는 길이다.

공전과 자전, 구심력과 원심력이 부분과 전체, 부분과 중심의 관계에 대한 법칙이라면, 공평과 평등은 부분들 혹은 개체들 간의 관계에 대한 법칙이다. 사회적인 차원에서 보자면 공평과 평등의 원칙은 기회의 균등과 정확하고 공정한 평가, 균형 있는 물질과 에너지(경제적 자원과 정치적 힘)의 배분으로 설명된다. 넘치는 곳은 덜어 내고 모자라는 곳은 채워서 균형을 유지해야 하는 까닭은, 사회 내의 부문 간 혹은 개인 간의 불균형을 그대로 방치하면 사회 전체의 정상적인 기능을 저해하기 때문이다.

이러한 균형 회복이 가능하려면 먼저 공정한 평가가 전제되어야 한다. 그렇지 않으면 평등은 어른과 아이에게 똑같은 양의 밥을 주고 똑같은 양의 일을 하라는 식이 되어 버린다. 그렇기 때문에 그냥 평등이 아니라, 공평을 전제로 한 평등이 되어야 하는 것이다. 평가가 공정할 때 비로소 평등의 원칙이 제대로 적용될 수 있다. 역할과 기능이 분명하고,

제대로 된 평가 기준이 있고, 그 평가 기준에 따라 공정한 평가가 이루어질 때, 정직과 성실과 책임감이라는, 혼의 성장을 위한 최소한의 윤리가 지켜질 수 있다.

우리가 지구를 중심에 놓고 공전과 자전, 구심력과 원심력, 공평과 평등의 법칙을 지켜야 하는 것은 다른 누구를 위해서가 아니라 바로 우리 자신을 위해서다. 이러한 법칙을 지키지 않는 어떤 운동도 결코 오래가지 못한다. 하나의 생명체 내에서 세포도 그렇고, 사회 안에서 개인이나 조직도 그렇고, 지구 전체에서 인류도 마찬가지다. 도의 작용은, 우리 눈에 드러나 보이지는 않지만 결코 시기를 늦추는 법 없이 자신의 측량할 수 없는 큰 사랑, 엄정한 자비를 실현하기 때문이다.

생활공부는 개인이나 조직이 이러한 원칙을 지키는지 스스로 끊임없이 점검하고 확인하는 과정이고, 이 과정을 통해 우주적인 진리가 일상의 현실 속에 구현되는 것이다. 그것이 진정한 자아의 실현이고 자아의 완성이다. 개인의 진정한 완성은 완전한 사회인, 완전한 지구인이 되는 데 있다. 이것은 전체의 완성 없이는 개인의 완성도 없다는 것을 의미한다. 전체가 아직 완성되어 있지 않은데 자신은 완성을 이루었다고 생각한다면, 그 사람의 의식이 아직 성숙하지 못했다는 증거다.

진정한 완성에 이른 개인에게는 자전이 곧 공전이고 공전이 곧 자전이다. 그에게는 사회적 자아가 있고 공동체적 자아가 있을 뿐, 전체와 구분되고 다른 개체와 대립되는 개인적 자아는 더 이상 존재하지 않는다. 그 사람에게는 개인의 완성과 전체의 완성이 분리된 것이 아니다.

이것이 완성의 참다운 의미이며 단학과 뉴휴먼운동이 궁극적으로 지향하는 인간의 모습이고 인류 사회의 모습이다.

2 지구공동체를 위한 사회적 실천

│ 힐링의 의미

단학이 지향하는 사회적 실천의 핵심은 '힐링healing', 즉 치유에 있다. 힐링에는 개인 차원에서 하는 힐링이 있고, 사회 차원에서 하는 힐링이 있고, 지구 차원에서 하는 힐링이 있다.

개인 차원에서 하는 힐링은 상한 몸과 마음을 건강하게 하고, 움츠러든 영혼에 희망과 용기를 주어 본래의 완전한 모습을 되찾게 하는 것이다. 다시 말해, 건강과 행복과 깨달음을 주는 것이 개인 차원에서의 힐링이다.

사회 차원에서 하는 힐링은 모든 사람이 건강과 행복을 누리며 살고, 그러한 자연스러운 삶 속에서 깨달음을 얻고 영적 완성을 이룰 수 있는 율려의 문화를 창조하고 보급하는 것이다.

마지막으로 지구 차원에서 하는 힐링은, 인구·자원·환경·제도·문화 등 삶의 모든 영역에 걸쳐 인류 문명이 지속될 수 있는 지구 평화의 기반을 조성하는 것이다.

이러한 세 가지 차원은 서로 분리되어 있지 않고, 하나로 통해 있다. 진정한 '힐러healer(치유자)'란 세상을 치유하는 사람으로서, 이웃의 몸과 마음과 영혼을 치유하고, 자신이 속한 사회에 율려의 문화를 보급하며, 지구 평화를 위해 일하는 사람이다.

힐링 소사이어티 운동(지구인운동, 홍익문화운동)은 개인·사회·지구 차원의 힐링을 모두 포함한다. 교육 방법론으로서의 단학은 천지인 사상과 홍익정신을 기본으로 한 평화철학을 가르친다. 또한 건강과 힐링에 대한 기본 소양을 교육함으로써 자신과 가족의 건강을 지키고, 이웃과 사회의 건강에 도움을 줄 수 있게 한다. 힐링 소사이어티 운동이 현실적인 힘을 가질 수 있는 이유는, 그것이 단순히 철학만이 아니라 이웃을 돕고 사회를 치유할 수 있는 구체적인 기술과 정보를 바탕으로 하고 있기 때문이다. 그러한 철학과 기술과 정보를 가진 사람이 힐링 소사이어티 운동의 주체가 될 수 있다.

지구인의 의미

우리가 지향하는 다양한 가치들, 다양한 이해들을 종합할 수 있는 공통의 이해는 무엇일까? 또 이 모든 가치들의 가치를 평가할 수 있는 중심 가치는 무엇일까? 무엇을 중심 고리로 했을 때 과연 모든 인류를 '하나'라고 말할 수 있을까?

그것은 바로 지구다. 지구는 단지 우리가 발을 딛고 서도록 주어진 하나의 땅덩이가 아니라, 우리가 추구하는 모든 가치들의 토대요 우리 삶의 뿌리며, 우리의 생명 그 자체다. 우리가 추구하는 어떤 가치나 어떤 진리도 지구의 존재를 전제로 했을 때만 성립할 수 있다. 오로지 지구만이 모든 인류의 의식을 하나로 모을 수 있는 중심 가치가 될 수 있다.

자신을 유지시켜 준다고 믿는 가치들을 절대시하고, 그 가치들을 추구하기 위해 서로 경쟁하고 다투는 동안 우리는 진정한 자기 존재의 근원을 까맣게 잊고 살아간다. 모든 가치들의 가치이고 절대적인 가치인 지구야말로 우리 존재의 가장 확실한 근거라는 사실을 알지 못하는 것이다.

지구를 모든 가치의 중심으로 보는 인식의 전환이 지구 평화로 가는 지름길이다. 지구의 존재와 의미를 제대로 이해하게 되면, 그동안 우리가 절대적인 가치라고 믿어 온 종교나 국가는 상대적 가치에 지나지 않다는 것이 명확해지기 때문이다.

지구를 중심 가치로 인식하고 모든 종교, 사상, 국가가 상대적 가치의 입장에서 서로를 존중할 때 비로소 참다운 평화의 기초가 형성될 수 있다. 지구에서 이루어지는 우리의 삶에 있어서 모든 가치 평가의 기준은 자신의 인격이나 관념, 사상, 종교, 민족이 아니라 바로 지구다.

스스로를 지구인으로 인식할 때 그동안 자신을 지배해 온 민족적, 인종적, 종교적, 사상적 편견과 관념을 극복할 수 있다. 지구 평화를 실현하고자 하는 홍익의 철학과 비전을 가질 때, 작은 욕심과 이기심을 넘어설 수 있다. 지구인으로서의 정체성과 지구 평화의 실현이라는 비전을 가지고 양심에 따라 정직하고, 성실하고, 책임감 있게 사는 것, 그것이 영적 완성에 이르는 가장 빠르고 확실한 길이다.

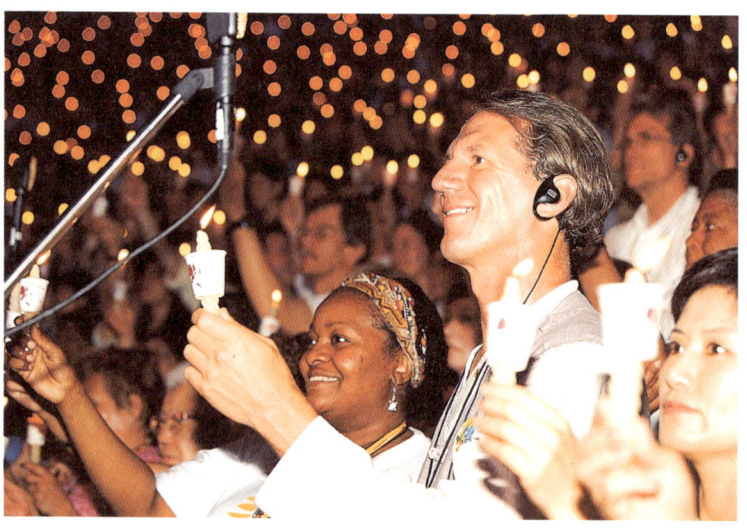

'2001 휴머니티 컨퍼런스-지구인 선언대회'
참가자들이 밝힌 1만 2천 개의 촛불

우리가 지구를 중심으로 한 큰 가치 체계를 받아들일 때, 그보다 작은 가치들의 차이에서 오는 일시적이고 인위적인 구분에 의한 모든 갈등과 적대감이 사라질 것이다. 우리가 진정 지구인일 때, 이념의 차이는 한 공동체 안에서의 사고의 다양성에 지나지 않게 된다. 종교의 차이는 채식을 하는가 그렇지 않는가의 차이보다도 문제가 되지 않는, 개인적 취향의 차이에 지나지 않을 것이다. 그리고 민족 간의 문화의 차이는 갈등의 요인이 아니라 한 공동체가 가진 문화적인 포용력과 풍요로움의 원천이 될 것이다.

지구인의 실천운동 : 힐링 소사이어티 운동

홍익정신이라는 건강한 철학을 바탕으로, 자신과 자신이 속한 사회와 인류 전체를 건강하게 하고 지구 평화를 실현하고자 하는, '지구사랑 인간 사랑'의 실천 운동이 힐링 소사이어티 운동이고 홍익문화운동이며 지구인운동이다.

여기서 말하는 건강은 단순히 육체적인 건강만을 이야기하는 것이 아니다. 육체적 건강, 정신적 건강, 사회적 건강, 영적 건강, 이 네 가지 차원의 건강이 모두 이루어졌을 때 진정으로 건강하다고 말할 수 있다.

힐링 소사이어티 운동은 1983년 안양의 한 공원에서 필자가 시민들에게 단학수련을 지도하던 것에서부터 시작되었다. 그 후 1985년 단학선원이 설립됨에 따라 단학수련을 한 시민들이 학교, 직장, 공원, 관공서, 군대 등에서 다양한 방법으로 운동을 전개해 왔다. 이러한 운동은 점차 확대되어 1988년에는 한문화운동연합(현 국학원의 전신)이라는 시민운동 단체로 발전했으며, 인류의 미래에 대한 건전한 비전을 가진 많은 개인과 단체들이 이 운동에 동참함에 따라 사회 전역으로 확대되고 있다. 특히 1999년에는 통일 기원의 염원을 담은 단군상 369기를 학교, 기관, 공원 등에 건립하는 국민운동을 벌여 민족정신 회복에 대한 사회적 공감대를 광범위하게 형성하였다.

힐링 소사이어티 운동은 국내뿐만 아니라 미국과 일본, 유럽에까지 보급되어 대중적인 사회운동으로, 지구인운동으로 성장하고 있다. 2001년 6월 서울에서 열린 제1회 휴머니티 컨퍼런스는 그동안 한국과

지구인운동 10년의 비전 (2001~2010)

비전 1	평화의 철학과 지구인의 생활 문화가 결합된 '지구인 삶의 모델'을 창조한다.
비전 2	홍익정신을 실현하는 '1억 명의 지구인 네트워크'를 형성한다.
비전 3	지구 평화를 실현하고 조화의 문명을 열어 나갈 지구인연합회 'SUN(Spiritual UN)'을 창설한다.

미국에서 전개되어 온 힐링 소사이어티 운동의 성과를 총정리하고 지구인정신을 널리 알리고 공유하기 위한 행사였다. 이 행사에는 전 미국 부통령인 앨 고어 등 사회 각 분야에서 지구 평화를 위해 일해 온 많은 지도자들이 참여하여, 강연과 토론을 하고 신뢰를 나누었다.

휴머니티 컨퍼런스 이후로 힐링 소사이어티 운동은 더욱 활기를 띠게 되었다. 많은 사람들이 지구인으로서의 정체성을 확인했을 뿐만 아니라, 그러한 자각을 실천하고 더 많은 사람들과 공유하기 위해 사회 각 분야에서 다양한 실천 운동을 벌여 나가고 있다. 이러한 성과가 모여 지난 2002년 4월 '지구·인간·영성'을 모토로 지구적인 차원에서 힐링 소사이어티 운동을 전개해 나갈 지구인연합회가 창설되었다. 그리고 지구인연합회를 통해 지구인들의 영적인 연대를 이끌어 내기 위한 지구인운동 10년의 비전이 공유되었다. 개인의 깨달음을 실천하는 전 세계 뉴휴먼들의 영적인 연대를 통해 지구 평화를 실현하고 조화와 화합과 상생의 법칙으로 공존 공영하는 새로운 정신 문명 시대를 열어 나가게 될 것이다.

정이 충만해지면 기가 장해지고
기가 장해지면 신이 밝아진다

精充氣壯神明

단학 수련편

4

단학 수련의 원리

1 단학수련의 방법

단학의 궁극적인 목적은 인간완성에 있다. 그 인간완성을 위한 세 가지 공부로 원리공부, 수행공부, 생활공부가 있다고 했다. 그 중에서도 수행공부는 지감, 조식, 금촉이라는 세 가지 방법을 통해 이루어진다. 단학의 다양한 수련법은 수행공부를 위한 방편이라 할 수 있다. 단학수련은 지감, 조식, 금촉이라는 방법을 기본으로 해서 개발되고 발전된 것이다.

| 지감

지감止感은 감정을 그치는 것, 감정의 동요 없이 마음을 맑고 고요히 가지는 것을 의미한다. 일반적으로 사람들은 감정에서 벗어나지 못하고 그것에 갇힌 채 살아간다. 생각과 감정이 일어남에 따라 갈등과 번민, 잡념이 생기고 정기가 소모된다. 그러다 보면 기운이 모이지 않아 심신이 허약해지고 각종 질병에 시달리게 된다. 진정한 마음의 고요를 체험해 본 적이 있는가? 잠시라도 눈을 감고 자기 내면에 귀 기울여 보면 우리의 마음이 얼마나 분주한지, 얼마나 쉴 새 없이 움직이는지 알 수 있다. 이러한 마음의 소음들, 꼬리에 꼬리를 무는 생각과 감정들은 없애려 한다고 해서 없어지는 것이 아니다. 오히려 없애려고 애쓰면 애쓸수록 그 소음은 점점 더 커진다.

이 소음으로부터 자유로워지는 방법은 마음의 중심을 잡아 그러한 소음들에 휩쓸리지 않는 것이다. 지감수련은 이런 잡다한 감정들을 그치게 하여 기운을 모으는 수련이다. 수련자는 지감수련을 통해 감정을

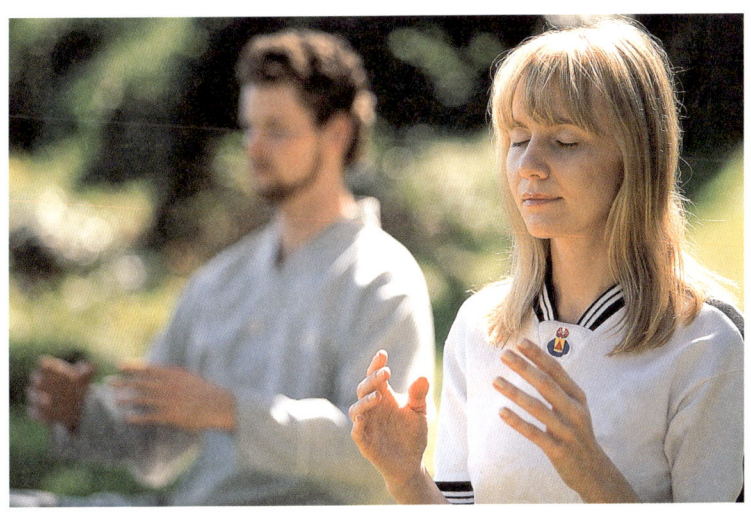

그치고 마음을 고요히 가라앉히고 뇌파를 내려 정靜의 상태로 들어간다. 이런 정의 상태에서 정신을 집중하면 기를 느끼고 터득하게 된다. 기운을 모아 몸이 살아나면 감정이 가라앉으면서 치유력이 왕성해지고 몸과 정신이 조화롭게 된다.

단학수련 과정에서의 지감수련은 몸의 감각을 깨움과 동시에 기를 터득하는 과정이기도 하다. 기는 우리 몸의 안팎을 끊임없이 드나들고 있다. 이러한 기의 흐름을 감지하기 위해서는 뇌파가 알파파 이하로 떨어져야 한다. 다시 말해, 생각과 감정이 차분하게 가라앉아야 한다. 그렇기 때문에 몸의 감각을 깨워 기운의 섬세한 흐름을 느끼게 되면 누구나 빠르고 쉽게 '지감'에 들 수 있다.

단학수련에서는 우리 몸 중 특히 감각이 예민한 손에서부터 기운을 느끼기 시작해 지감하게 한다. 이런 과정을 거쳐 수련 정진하다 보면 나중에는 단전에 몸의 에너지 중심이 형성되어 굳이 애쓰지 않아도 마음을 온전히 둘 수 있는 상태로까지 깊어지는데, 이때부터 본격적인 수련이 시작된다. 우리는 평소 자기 안에서 일어나는 생각과 감정이 자신이라고 알고 살지만, 생각과 감정은 의식의 대양에서 일어나는 파도와 같은 것이다. 지감이 깊어져 마음의 파도가 가라앉았을 때, 비로소 우리는 순수한 우리의 참모습, 본성을 만나게 된다.

지감수련과 뇌파의 관계

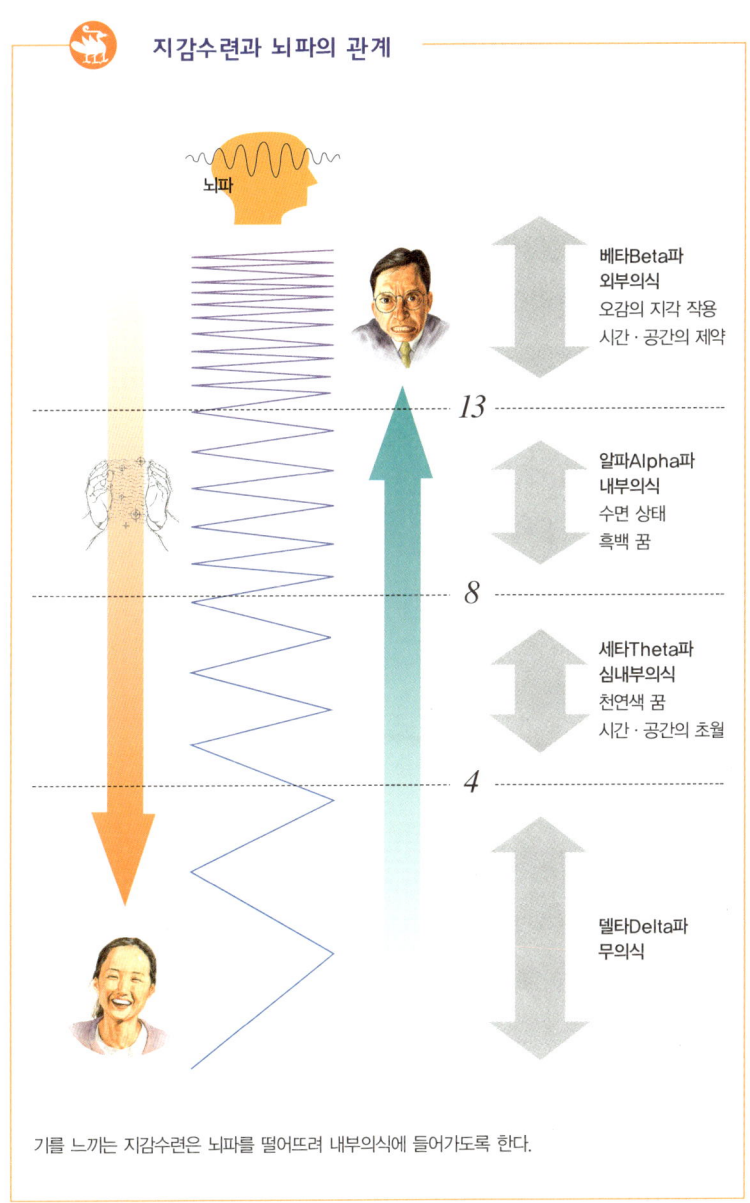

기를 느끼는 지감수련은 뇌파를 떨어뜨려 내부의식에 들어가도록 한다.

| 조식

조식調息은 호흡을 고르는 것이다. 호흡을 고르는 목적은 마음을 가라앉히기 위한 것이다. 우리가 의식하지 않아도 숨은 저절로 쉬어지기 때문에, 그것을 너무 당연하게 여기고 호흡에 대해 깊이 생각하지 않는다. 그러나 호흡을 고르면 마음이 편안해지고 하나로 모아지게 된다. 생명 에너지는 호흡을 통해 우리 몸을 드나들기 때문에, 우리는 호흡을 조절함으로써 기운의 흐름과 강약을 조절할 수 있다. 우리가 기운을 의도대로 조절할 수 있다는 것은, 단순히 생각과 감정에 동요되지 않는 차원을 넘어 생각과 감정을 뜻대로 다룰 수 있게 된다는 것을 의미한다.

조식은 의식적으로 호흡을 하는 것이 아니라 숨이 저절로 쉬어지는 것이다. 지감을 통해 감각을 멈추고 정신을 집중해서 마음이 가라앉으면, 조식을 통해 몸을 이완하고 몸에 기운을 불어넣는다. 몸과 마음이 편안하게 이완되고 머리와 신경이 고요한 휴식 상태에서 호흡을 깊이 하게 되면, 의식 내부에서 잠재 능력이 발현되어 내기內氣가 꿈틀거리고 기운이 작동하게 된다. 이렇듯 바르게 숨을 쉬는 것만으로도 우리는 기운의 흐름과 마음의 작용을 조절하는 법을 터득하고, 몸의 건강과 마음의 평화를 얻게 된다.

호흡의 의미는 여기서 그치지 않는다. 정말로 정성스럽게 숨을 쉬다 보면 호흡의 더 깊은 의미, 곧 생명의 참모습을 알게 된다. 무엇이 나를 나이게 하는가를 깊이 들여다보면, 나를 이루는 모든 것들의 가장 중심

되는 곳에 생명의 본질이 있음을 알 수 있다. 호흡은 생명의 가장 구체적인 표현이며, 쉼 없이 드나드는 숨 자체가 바로 생명의 실상이다. 생명을 다른 말로 목숨이라 하는 것도 이러한 이유에서다. 호흡을 따라 날숨 때 허공과 하나 되고 들숨 때 몸과 하나 되다 보면 어느덧 안팎의 경계가 사라진다. 안에도 밖에도 머물러 있지 않고 그 무엇에도 매이지 않는 자신의 실체를 만나게 된다.

호흡은 태어나면서부터 배우지 않아도 누구나 다 하는 것이지만, 그 참 의미를 알게 되면 이처럼 단순하면서도 깊이 있는 수련의 경지와 맞닿아 있다. 단학에서는 지감, 행공, 운기심공의 수련 과정을 거치면서 이완된 상태에서 집중을 통해 처음 기운을 느끼기 시작한다. 이 과정을 통해 호흡과 기운의 드나듦을 일치시키고, 나중에는 마음의 힘으로 기를 유통시킴으로써 결국 몸과 마음의 진정한 주인으로 거듭나게 된다.

금촉

금촉禁觸은 부딪힘을 금한다는 뜻이다. 여기서의 부딪힘은 갈등이나 알력, 분쟁과 같은 일상적인 의미가 아니라 우리의 감각이 느끼는 외부의 물리적인 자극을 의미한다. 실제로 지각은 외부의 물리적 자극이 우리의 감각 기관과 부딪힐 때 형성된다. 눈과 귀와 코와 혀와 피부의 다섯 가지 기본적인 감각을 통해 외부의 정보를 받아들이는 것이다. 금촉은 다섯 가지 감각 기관을 통해 외부에서 들어오는 정보를 차단하고 의식을 내부 깊숙한 곳에 둘 때, 일어나는 선정삼매禪定三昧의 경지를 일컫는다.

감각 기관을 통한 외부 세계와의 통신을 끊고 의식이 온전히 자신의 내면에 집중되었을 때, 자신 속에 있는 근본적인 생명의 실체를 만나게 되는 것이다. 〈한단고기〉에 웅족熊族의 공주가 깨달음을 얻고자 한웅으로부터 쑥과 마늘을 받아 동굴에 들어갔던 일화도 금촉수련의 한 방법을 묘사한 것이다.

금촉을 뇌의 신경 생리학적 기능으로 보자면, 우리의 의식이 뇌의 신피질과 구피질 너머에 있는 생명 기능을 관장하는 뇌간에까지 이르는 것을 말한다. 특히 뇌파진동을 통해 이러한 금촉의 상태에 이른다. 음악과 율동과 이미지 연상을 통해 우리의 의식은 순식간에 뇌간에 접촉하고 격렬한 에너지를 체험함으로써 강력한 정화나 기적적인 치유를 경험할 수도 있다. 그러나 우리가 이분법적인 좌우뇌를 통합하고, 생명의 참 의미를 알며, 뇌간의 힘을 스스로 활용할 수 있게 되기까지는, 먼저 생각과 감정을 고요히 하고(지감), 호흡을 통해 기운을 조절하여 마음의 작용을 다스리는(조식) 수련 과정들을 거쳐야 한다.

2 단학수련의 원리

Ⅰ 수승화강의 원리

동서양을 막론하고 머리를 시원하게 하고 배는 따뜻하게 유지하는 것을 무병장수의 비결로 꼽는다. 우리 몸에는 두 종류의 에너지가 있다. 따뜻한 불의 에너지인 화기火氣와 차가운 물의 에너지인 수기水氣가 그것이다. 몸이 최적의 건강 상태를 유지하면 수기는 위로 올라가 머리에 머물고 화기는 아래로 내려가 복부에 모인다.

　이를 단학에서는 '수승화강水昇火降'의 원리라고 한다. '수승화강'은 수기는 올라가고 화기는 내려오는 우주의 원리다. 그런 의미에서 만물이 조화롭게 공존하는 우주는 매 순간이 수승화강의 상태다. 물의 순환이 그 좋은 예다. 태양이 복사열(불)을 내려 보내면, 물은 증발하여 수증

기가 되고 이 수증기는 하늘로 올라가 구름이 된다. 그런 뒤에는 비가 되어 다시 지상으로 내려온다. 이러한 '하강하는 불'과 '상승하는 물'의 체계로 인해 지구상에는 물이 끊임없이 순환한다. 자연에서 볼 수 있는 수승화강의 또 다른 예는 식물의 광합성이다. 모든 식물은 태양이 내려 보내는 '불 에너지'를 받는다. 식물의 뿌리는 땅속에서 '물 에너지'를 빨아올린다. 식물은 '하강하는 불'과 '상승하는 물'의 결합으로 꽃을 피우고 열매를 맺는다.

수승화강의 원리는 자연과 사람, 모두에게 적용되는 보편적인 원리다. 인체에서 수기는 콩팥, 화기는 심장에서 생성된다. 몸속의 에너지 순환이 활발해지면 단전은 콩팥을 뜨겁게 하여 수기를 밀어 올린다. 수기가 심장을 차갑게 하면 심장의 화기가 단전으로 내려간다. 수기가 등줄기 부분에 위치한 독맥督脈을 따라 위로 움직이면 머리가 맑아지고 시원해진다. 화기가 흉곽 가운데에 위치한 임맥任脈을 따라 복부로 내려가면 장이 따뜻해진다. 수련을 통해 신체의 건강과 균형을 회복하면 자연스럽게 수승화강의 상태가 유지된다. 더불어 냉철한 판단력과 지혜가 샘솟고 마음이 안정되고 편안해진다. 입 안에는 향기롭고 달콤한 침이 고인다. 이 침은 질병에 대한 면역력을 높여 주고 우리 몸에 늘 새로운 기운과 활력이 솟아나게 한다.

이와 반대로 에너지 흐름이 역전되어 화기가 머리에 몰리게 되면 머리가 뜨거워지고 두통이 일어난다. 입은 바짝 마르고 쓰며, 심장 박동이 불규칙해진다. 이런 상태에서는 피곤하고 초조할 뿐 아니라 기분이 불

쾌하며 어깨와 목이 뻣뻣해진다. 복부에 화기가 충만하지 않고 수기가 모이면 장이 딱딱해져, 만지면 아픈 증세를 보이며 소화기 장애를 겪는다. 이러한 에너지 흐름이 지속되면 변비가 생기고 손발이 차가워진다. 남자의 경우 성적인 에너지가 부족해지기도 한다. 이러한 상태가 계속되면, 고혈압이나 중풍 등 다른 합병증이 발병할 수 있다.

수승화강이 잘 이루어지지 않는 이유는 크게 두 가지다. 하나는 하단전에 화기를 잡아 둘 만큼 단전을 강하게 단련하지 않은 것이다. 특히 현대인들은 몸을 적게 움직이고 머리를 너무 많이 써서 화기가 위로 올라가는 경우가 많다. 또 다른 이유는 스트레스와 부정적인 감정에 시달리는 경우다. 이러한 이유로 임맥이 막혀 기의 정상적인 흐름이 역전되면 화기가 위로 치솟는다. 이때 흔히 발생하는 질환이 신경계 질환이다.

수승화강의 상태를 유지하는 방법은 몸에 정체되어 있는 낡은 기 에

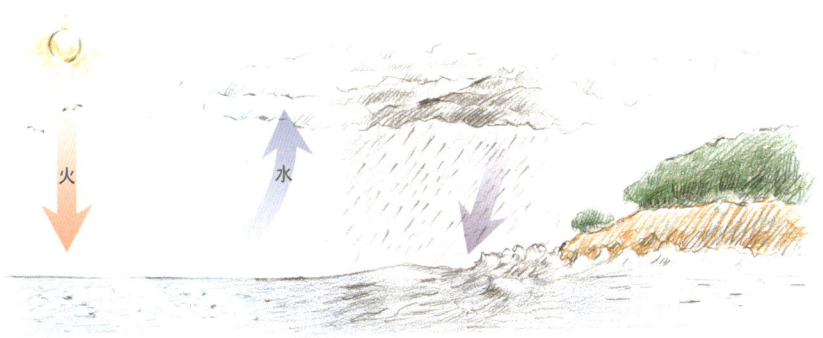

자연계에서의 수승화강

너지를 날숨을 통해 배출하고 새로운 기 에너지를 들숨으로 받아들여 단전에 모으는 호흡을 하는 것이다. 단전호흡은 장이 부드럽고 유연할 때에만 그 효과를 발휘한다. 그러나 단학수련을 처음 시작하는 사람들은 대부분 복부가 매우 딱딱하게 굳어 있는 상태다. 평소에 장운동을 많이 하면 혈액 순환이 원활해지면서 장이 부드러워지고 단전호흡의 효과를 증진시킬 수 있다.

단전호흡을 통해 수승화강이 이루어지면 이런 만성 질환들은 모두 사라지고 최적의 건강 상태를 유지할 수 있다.

정충기장신명의 원리

정충기장신명精充氣壯神明은 정이 충만하면 기가 장해지고 기가 장해지면 신이 밝아진다는 뜻으로, 인체 내의 기의 진화 과정을 표현한 것이다. 우리 몸에는 정·기·신 세 가지 차원의 에너지가 있는데 예로부터 이를 인체의 삼보三寶, 즉 세 가지 보물 또는 삼원三元이라 하여 세 가지 근원으로 보았다. 이 에너지들은 우리의 의식이 진화함에 따라 상호 의존적으로 높은 차원의 에너지로 진화한다. 기의 진화는 곧 마음의 진화, 혼의 진화, 의식의 진화 단계를 거친다.

정충, 하단전의 완성

음식의 섭취와 호흡을 통해 생명을 연장하게 해 주는 에너지가 정기다. 정 에너지는 부모에게서 받은 선천적인 생명의 에너지로, 태어날 때부터 지니고 나오는 것이다. 생명력이 풍부한 정 에너지는 인체의 모든 조직 기관을 구성하는 기본 물질이다. 이러한 정기를 단전호흡과 같은 정신집중수련을 통해 진기로 바꿀 수 있다. 음식물에서 얻어지는 에너지와 단전호흡(명문호흡)을 통해 생기는 에너지가 조화를 이루어 하단전이 완성된다. 하단전이 완성되어 정 에너지가 왕성해지면 생명력이 강해져 외부의 환경 변화에 쉽게 적응할 수 있고 질병에 대한 면역력도 높아진다. 정이 허할수록 성에 탐닉하게 되고 성욕에 집착하게 된다. 정이 충만하면 성에 대한 생각도 줄어들고 더욱 정력적으로 일을 할 수 있다.

기장, 중단전의 성숙

기장은 중단전이 개발되어 가슴이 열린 상태, 마음이 열린 상태를 말한다. 중단전에서 작용하는 기 에너지는 '정신적·감정적' 에너지에 해당한다. 즉 감정적 에너지가 완성 단계에 이르면 중단전에서 사랑과 기쁨이 절로 우러나는 것을 경험한다. 하단전이 완성되어 정이 충만해지면 기가 성숙하고 어른스러워져 패기와 기백이 생긴다. 기가 장해지면 음식에 대한 생각도 많이 없어지게 되어 식욕을 조절할 수 있다. 그러나 기가 장해진다는 것은 기가 세다는 것과는 다르다. 기가 센 사람도 기를 잘못된 방향으로 쓰면 기가 탁해지고 어른스럽지 못한 모습을 보인다.

그러므로 중단전을 완성시키는 단계에서 중요한 것은 기를 운용하는 사람의 정신이다. 정신이 맑아지면 기가 맑아진다. 하단전의 완성을 통해 정이 충만해지고 기운이 장해지면 신이 밝아지는 단계로 나아간다.

신명, 상단전의 각성

신명은 상단전이 개발되는 단계로써, 마침내 단학수련의 목표인 인간 완성에 도달하는 단계다. 정이 충만하고 기가 장한 상태는 모든 무지와 두려움이 사라진 상태다. 이렇듯 몸과 마음이 조화롭게 되면 고요하고 맑은 상태에서 비로소 신이 밝아져 내면의 지혜가 빛을 발하게 된다.

신이 밝아지면 창의력이 발달하고 사리 판단이 명확해지는 등 정신 능력이 개발된다. 그리고 진리를 느낄 수 있는 감각이 생겨 우주 만물에

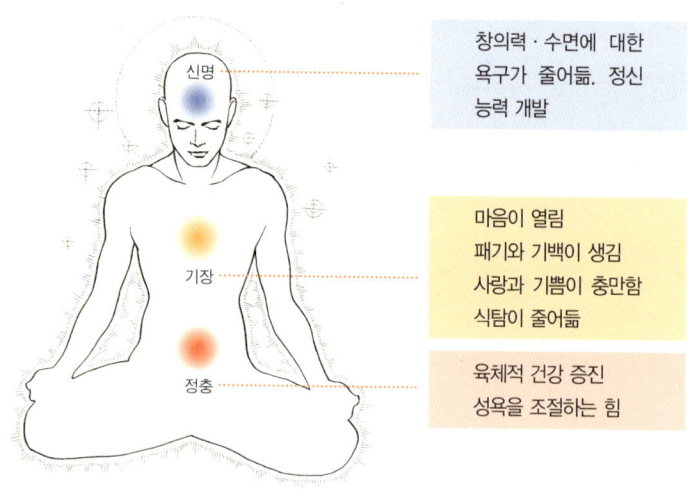

대한 이해와 깨달음의 경지에 이른다. 신이 밝아진 단계에서는 하루에 두세 시간만 자도 심신에 아무런 장애가 생기지 않는다. 즉 수면욕을 조절하게 되는 것이다. 순수한 사랑을 바탕으로 신이 밝아지면, 인간으로서 어떻게 살아가야 할지 올바른 뜻을 세우고 그 뜻을 위해 자신의 마음을 조절할 수 있게 된다. 정·기·신 이 세 가지 에너지는 인간의 모든 문제를 해결하는 지름길이다. 단학에서는 정과 기와 신이 다 충만한 상태에 이르러야 완성된 인간으로 본다.

심기혈정의 원리

심기혈정心氣血精의 원리는 우주를 비롯한 물질이 어떻게 생성되었으며 모든 물질은 궁극적으로 어디를 향해 가는가에 대한 이해를 담고 있다. 우주 공간은 에너지로 가득 차 있으며 시간과 공간, 몸과 마음, 의식과 생각까지도 모두 에너지 상태로 존재한다. 이 에너지는 그물망처럼 촘촘하게 연결되어 있어, 분리된 것처럼 보이는 정신과 물질도 근본적으로는 하나라고 할 수 있다. 따라서 마음의 변화는 우리 몸과 물질에 영향을 미칠 수 있다. 마음(心)은 에너지(氣)를 생성하므로 모든 에너지는 마음의 표현이다. 우리 몸속에 에너지가 응축되면 이것은 몸속 생명력의 표현인 피(血)가 된다. 피는 몸과 물질(精)을 만드는 생명력이다.

 에너지의 질과 힘을 결정하는 것도 마음이다. 우리는 마음이라는 스

위치를 통해 우주에 충만한 기 에너지를 끌어 올 수 있다. 그 에너지는 우리가 얼마나 집중해서 강력하게 증폭시킬 수 있느냐에 따라 다르게 나타난다.

심기혈정의 원리는 돋보기로 햇빛을 모으는 과정에 비유될 수 있다. 돋보기를 이리저리 움직이면 햇빛은 분산된다. 그러나 돋보기를 고정시키고 정확히 초점을 맞추어 빛 에너지를 모으면 그 빛은 어느 순간 불을 일으킬 정도로 강해진다. 우리의 생각도 이와 같다. 분산되고 산만한 생각은 약한 에너지가 되지만 생각을 한곳에 집중하면 강한 에너지가 된다.

진기는 돋보기처럼 마음을 집중할 때 발생하는 에너지다. 수련자가 고도의 경지에 이르면 몸 안의 기운을 얼마든지 자유자재로 조절할 수

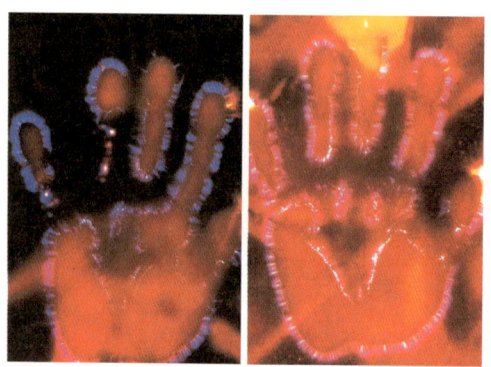

심기혈정에 의한 에너지 변화
기 에너지를 찍는 킬리안 사진을 통해 의식을 집중하기 전(왼쪽)과 집중한 뒤(오른쪽)의 에너지 변화를 확인할 수 있다.

있게 된다. 오장육부나 그밖의 신체 기관과 조직에 마음먹은 대로 기를 보낼 수도 있고 신체의 특정 부위를 차거나 덥게도 할 수 있다. 또 몸 밖의 기를 불러오거나 기를 방출하는 것도 자유롭게 할 수 있다. 우리 몸의 에너지의 양과 질, 흐름을 자신이 마음먹은 대로 선택할 수 있게 되는 것이다.

　이러한 에너지의 원리를 터득한 수련자는 자신의 몸뿐 아니라 주변 상황까지도 의도한 대로 변화시킬 수 있다. 이때 비로소 '내 몸은 내가 아니라 내 것'이 되고 '나의 생각 또한 내가 아니라 내 것'이 된다.

마음이 있는 곳에 기가 있고
기가 있는 곳에 혈이 있고
혈이 있는 곳에 정이 있다

心氣血精

단학 수련편

5

기와 인체

1 기 에너지

'기'는 우주 만물의 진정한 실체인 우주적 생명력을 뜻한다. 기는 물질적인 몸과 정신적인 마음 사이를 연결하는 고리다. 수련자들이 몸속의 기를 다스릴 줄 알면, 몸 자체도 자신의 의지대로 다스릴 수 있다는 사실을 깨닫게 된다. 동양에서는 수천 년 전부터 기를 활용한 침술이나 지압 등의 의술이 발달했다. 동양에서는 몸과 마음이 따로 분리된 것이 아니라 유기적으로 연결되어 있다고 보고, 질병 치유에 있어서도 기 에너지에 대한 지식을 이용해 몸속의 잘못된 에너지 흐름을 바로잡았던 것이다.

기는 빛과 소리와 파장으로 표현된다. 기가 뭉쳐 물질, 형상, 사물, 생명이 된다. 기는 끊임없는 흐름 속에서 뭉치고 흩어지며 모든 존재와 생명 현상들을 만들어 낸다. 우리 주변의 모든 존재와 현상은 기운의 흐름이 만들어 내는 일시적인 현상이다.

　사람은 누구나 태어날 때부터 기를 느낄 수 있는 감각을 가지고 태어난다. 손으로 만지고 눈으로 보고 냄새 맡는 것도 기의 작용이고, 생각하고 판단하는 것도 기의 작용이다. 몸을 이루는 물질과 영적인 실체인 정신, 사람의 몸속을 흐르는 혈액과 몸을 들락날락거리는 공기가 모두 기다. 그중에서도 몸의 특정한 부위를 흐르면서 생명 활동에 관계된 작용을 하는 것을 내기內氣 또는 생체 에너지라고 한다. 이러한 흐름을 '기

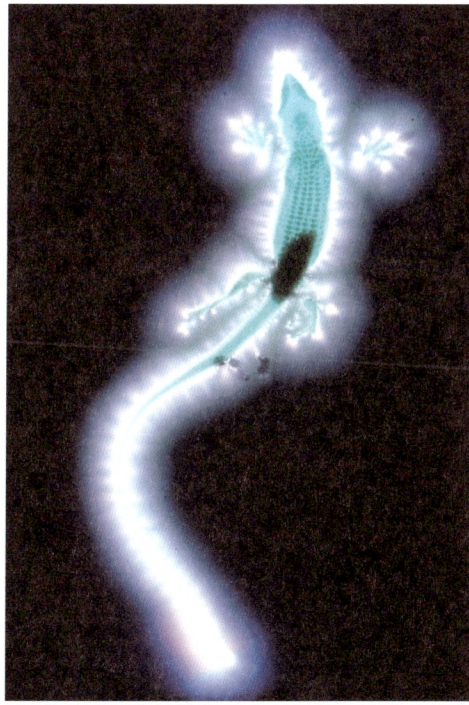
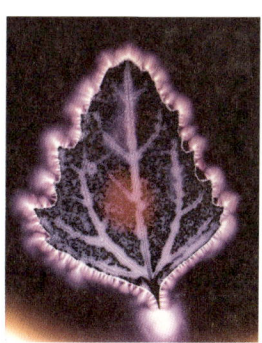

야생 도마뱀(왼쪽)과 명아주 잎(오른쪽)의 기 사진
모든 생명체는 고유의 생체 에너지를 발산한다. 킬리안 사진으로 이러한 기 에너지를 촬영할 수 있다.

가 우리 몸을 돈다'고 말하며 기가 드나드는 문을 '혈穴'이라 한다. 기가 흘러 다니는 길은 경락이다.

　기는 이처럼 우리의 육체적·정신적 활동과 직결된 에너지지만 대부분의 사람들이 기 감각을 느끼지 못한다고 생각한다. 누구나 기를 쉽게 느끼도록 유도하는 수련 중의 하나가 지감수련이다.

| 기의 성질

기에는 청탁淸濁이 있다. 기는 순도가 높아질수록 작용은 있지만 그 실체는 드러나지 않는다. 순도 100% 기운은 그것의 작용이 어떠한지 알 수 없다. 이 순도 100%의 기운의 작용에 의해 세상은 움직인다. 이러한 100% 순도의 에너지를 '천지기운'이라 한다. 이 천지기운의 작용에 의해 세상이 움직이며 이 기운을 '진리'라고 하고 '섭리'라고도 한다. 순도 100%이므로 시간과 공간에 구애됨 없이 어느 차원이나 공간에 골고루 편재遍在되어 있다. 이 에너지는 모든 기 에너지의 모태가 된다.

　이 순수한 기운으로부터 기의 작용과 정보와 파동이 삼원三元으로 나뉘며 우주의 존재는 시작되고, 각각은 다시 음양陰陽과 오행五行으로 나뉘면서 물질계, 즉 현상계가 나타난다. 이때부터 기는 절대적인 상태에서 상대적인 세계로 빠지고, 기의 청탁에 의해 물질과 정신의 세계로 갈라지게 된다. 우주의 여러 차원도 바로 이러한 기의 청탁에 의해 갈라지게 되는 것이다.

　기는 맑을수록 자유롭고 걸림이 없으며 순환이 잘될 뿐 아니라 스스로 조화를 이루어 안정을 이루고 전일적인 성격을 띤다. 맑은 기운은 사랑과 자비, 겸허, 진실함 같은 인간의 고차원적인 감정들을 만들어 낸다. 기분이 좋은 것도 기가 맑은 상태다. 이러한 기는 생명이나 사람을 살리는 기운이므로 생기生氣라고 한다.

　반대로 기는 탁할수록 어느 한 요소에 치중되어 조화롭지 못하고 불안하며 순환이 되지 않는다. 이러한 상태에서는 부드럽지 못하고 날카로우며 걸림이 많아 어떤 장소나 물질에 붙어 있는 성질을 갖는다. 이러한 기는 물질적인 성격을 띠며 한쪽으로 편중되어 있어, 이러한 기를 만나면 기분이 좋지 않다고 느낀다. 사람에게 있어 기의 청탁은 그 사람에게 깃들여 있는 습관으로 판단할 수 있다. 좋은 습관을 가지고 있을수록 기가 맑고, 나쁜 습관을 많이 가지고 있을수록 기가 탁하고 심성도 흐리다.

　또한 기에는 강약이 있다. 전기에 양극과 음극이 있는 것처럼, 기에도 음기와 양기가 있다. 양기는 다른 물질이나 사람에게 기운을 북돋아 주는 성질이 있다. 음기는 다른 물질이나 사람의 기운을 뺏는 성질이 있다. 그래서 어떤 장소에 양기가 많을수록 기가 강하다 하고, 음기가 많을수록 기가 약하다고 한다. 그래서 기는 맑고 강한 것, 맑고 약한 것, 탁하고 약한 것, 탁하고 강한 것으로 나뉜다.

　또 기에는 부드러움과 날카로움이 있다. 기운은 각기 목화토금수 오행의 성질을 갖고 있다. 목화는 양의 성질을 갖고, 금수는 음의 성질을 갖고, 토는 음과 양의 성질을 동시에 갖는다. 사람이나 사물이 오행의 성질 중 어느 한쪽만 가지면 그 기운이 날카로워지고 무엇인가와 충돌하거나 안정을 찾지 못한다. 반대로 오행의 배합이 적절하게 이루어지면 부드럽고 유순한 성품을 갖게 되고 스스로 편안해진다.

이밖에도 기는 다음과 같은 성질을 갖는다.

- 기는 시간과 공간에 구애됨이 없다.
- 기는 온 우주에 충만하다.
- 기는 물질이건 비물질이건 간에 깃들여 있다.
- 기는 물질에 따라 변형될 수 있다.
- 기는 인간의 생각과 밀착되어 있다.
- 기는 흐름에 역행하면 부작용이 생긴다.
- 기는 바른 마음, 겸허하고 진실되고 긍정적인 마음에 의해 잘 운기된다.

천지기운

천지기운天地氣運은 천지마음에서 생겨나는 기를 말한다. 공심空心에서 나오는 기로서 100% 순도를 가진 에너지다. 천지기운은 모든 생명의 근원인 한의 자리에서 나오므로 우주의 본성, 즉 천지마음을 깨치지 못하면 그 진정한 의미를 알 수 없다. 천지마음은 우주 설계의 배후에 있는 창조력, 즉 보편 정신Universal Mind 또는 우주 의식Cosmic Consciousness의 다른 말이다. 다른 어떤 것을 바탕으로 해서도 설명될 수 없는 것, 그냥 거기 있으며, 궁극적으로 유일한 실재인 무엇, 나와 너 그리고 우리 주위의 모든 것에 드러나는 원초적인 그 무엇이다.

모든 사람은 그 천지마음의 작용인 천지기운에 의해 태어나서, 그 기운의 힘으로 생각하고, 말하고, 듣고, 보고, 걷고, 뛰면서 살아가다 기운이 끊어지면 죽는다. 겉모양은 천태만상이지만 실제로는 모두 한 기운에 의해 태어나고, 살고, 죽는 것이다. 또한 눈꺼풀을 깜박이게 하는 기운이나 천둥벼락을 치는 기운이나 다 같은 천지기운이며, 개미가 기어 다니게 하는 기운이나 새들이 지저귈 수 있도록 하는 기운 역시 천지기운이다.

기 에너지의 유형

기 에너지는 인간의 몸속에서 세 가지 방식으로 흐르는데 이를 원기元氣, 정기精氣, 진기眞氣라고 한다. 원기와 정기가 마음을 집중하지 않아도 발생하는 에너지인 데 반해, 진기는 정신집중을 통해서 발생하는 에너지다. 단학에서 활용하는 에너지는 바로 이 진기다. 진기는 마음에 의해 발생되는 에너지이므로 마음의 상태에 따라 그 수준이 달라진다.

기 에너지의 첫 번째 유형인 원기는 대물림되는 에너지로서, 인간은 태어날 때 부모에게서 이 에너지를 물려받는다. 기 에너지의 두 번째 유형인 정기는 영양 섭취를 통해 얻는 것으로, 이 에너지는 식사와 호흡을 통해 얻어진다. 기 에너지의 세 번째 유형인 진기는 순수한 우주적 자각을 통해 얻으며, 정신집중과 수련을 통해 생긴다.

　진기는 또다시 정·기·신의 세 가지 에너지로 나눌 수 있다. 이는 기의 등급을 말하며 정에서 기로, 기에서 신으로 변화한다는 것은 높은 차원의 기로 진화하는 것을 의미한다.

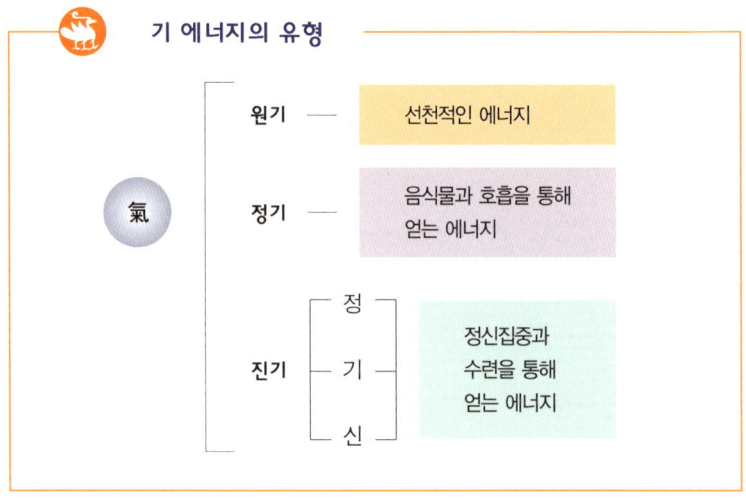

진기 (모든 에너지의 정수)

진기는 정신을 집중하여 깊은 호흡을 할 때 얻어진다. 숨을 들이쉬면 순수한 우주 에너지인 진기가 몸 안으로 들어온다. 우주 에너지를 진기로 받아들여 몸 안에서 순환시키는 것은 집중된 정신의 힘이다. 진기는 집중을 통해서 얻어지는 에너지기 때문에, 사람의 의지에 따라 조절할 수 있다. 다음의 수련법은 어떻게 의념을 통해 진기를 조절하는지를 보여 준다.

- 정신을 손바닥의 중심 부분에 집중한다.
- 집중한 부분이 손의 다른 부분보다 더 따뜻해진다고 의념한다.
- 시간이 조금 지난 뒤 손바닥 중심 부분의 온도와 몸의 다른 부분의 온도를 비교한다. 그곳의 열은 바로 진기가 모인 것으로, 그 진기는 의

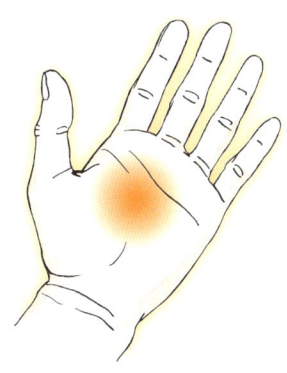

지력에 의해 발생한 것이다. 몸 어느 부분에 초점을 맞추든지 간에 진기는 의식을 집중한 곳에 모인다.

진기는 그 사람의 의식 수준, 집중력, 감정 상태에 따라 달라진다. 사랑, 평화, 미움, 질투, 분노, 집착, 탐욕, 이기심, 오만 등의 여러 감정은 몸에서 발생하는 에너지의 종류에 영향을 미친다. 마음을 어떻게 쓰는가에 따라 질적으로 다른 여러 종류의 기가 생기게 되는 것이다. 마음에 분노가 일어나면 분기憤氣가 발생하고, 미워하는 마음이 일어나면 살기殺氣가 발생하고, 평화롭고 사랑하는 마음이 있으면 화기和氣가 발생한다. 인간이 가지고 있는 소유욕이나 이기심이나 명예욕이나 자만심 등도 그 자체가 모두 기氣다. 긍정적인 사고와 감정은 긍정적인 에너지를 만들어, 온몸에 진기가 골고루 순환하도록 한다. 부정적인 감정과 생각은 진기의 흐름을 저해한다. 그럴 경우 진기는 무거워지며, 정체되며, 탁해진다. 진기의 흐름이 막힐 때 질병이 생기고 몸의 에너지 흐름의 균형이 깨진다.

호흡 (진기를 발생시키는 열쇠)

기 에너지는 온 우주를 순환하는 우주 에너지다. 사람 또한 우주의 미세한 입자와 에너지가 모여 이루어진 존재다. 수련을 통해 우주 에너지와 연결되면 몸속의 기 에너지도 태양계가 움직이듯이 활발하게 순환한다. 우주 에너지와 자신을 연결하여 영향을 주고받는 방법은 간단하다. 바로 호흡이다. 사람은 의식을 하든 안 하든 항상 들숨과 날숨을 통해 숨을 쉰다. 들숨이란 우주의 기 에너지를 들이마시는 행위고, 날숨은 한번 사용하여 고갈된 에너지를 우주로 돌려보내는 행위다. 이렇게 우주 에너지, 기 에너지에 초점을 맞춘 호흡법이 바로 '단전호흡'이다.

대부분의 사람들에게 있어 '생각'은 한 군데 머물러 있지 않고 이곳저곳으로 옮겨 다닌다. 사람들은 잡념이나 감정, 생각은 스스로의 의지와는 별개의 것이라 생각하고 미리 자신의 의지대로 마음을 다스릴 수 있는 기회를 포기한다. 긍정적인 에너지를 창조하려면 긍정적인 생각과 감정을 가져야 한다. 마음과 생각을 다스릴 힘을 되찾는 방법은 아주 간단하다. 그 열쇠는 호흡이다. 호흡을 다스리는 법을 배우면 몸과 마음을 자신의 의지대로 다스릴 수 있으며, 그때 비로소 자기 자신의 주인이 된다.

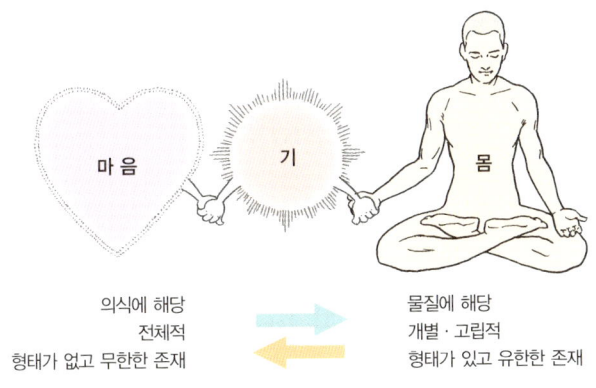

 2 우리 몸의 기적인 구조

우리 몸은 크게, 보이는 질서와 보이지 않는 질서의 결합으로 이루어져 있다. 보이는 질서는 골격, 근육, 피부를 중심으로 혈관과 신경망을 통해 연결되어, 혈액과 산소 및 양적인 정보(혈압, 맥박, 온도 등)를 유통한다. 보이지 않는 질서는 단전시스템을 중심으로 경혈과 경락을 통해, 기에너지와 정서적인 정보(기분, 느낌 등)를 전달한다. 전자가 코스모스라면 후자는 카오스라고 할 수 있는데, 우리의 몸은 이 두 가지 질서의 조화에 의해 안정적이면서도 역동적인 질서를 이루고 있다. 단학수련은 골격과 근육, 신경, 혈관 등의 기능을 활성화시키는 물리적인 운동과 동시에 경혈을 깨우고 경락 체계를 복구시키는 기적인 수련으로 구성되어 있다.

단전시스템

'단전丹田'이란 곧 '기운의 밭'이라는 뜻이며 기가 합성되고 저장되는 곳을 의미한다. 단전은 우리 몸 안에서 육체적 차원이 아닌 에너지 차원으로 존재하는 에너지 시스템이다. 따라서 혈자리처럼 어느 한 지점을 말하는 것이 아니고 해부학상으로 나타나지도 않는다. 또한 위치가 고정되어 있는 것이 아니므로 정확한 위치를 알려면 수련을 통해 자신이 직접 느껴야 한다. 수련자들은 기 에너지를 느끼는 민감성의 정도, 경혈이 활성화된 정도에 따라 각기 단전을 다르게 느낀다. 수련자들 가운데는 단전을 태양으로 묘사하는 이들도 있고 기 에너지의 크기에 따라, 밤톨만한 크기에서 농구공보다 큰 크기의 구체로 표현하기도 한다.

우리 몸에는 내단전內丹田 3개와 외단전外丹田 4개, 모두 7개의 단전이

우리 몸의 두 가지 질서

양의 질서	음의 질서
보이는 질서	보이지 않는 질서
구조화된 체계	유동적인 과정
근육, 골격, 피부	단전시스템
신경, 혈관	경락, 경혈
혈액, 호르몬, 영양	기운, 에너지
양적인 정보(혈압, 맥박, 체온)	질적인 정보(기분, 느낌)

있다. 7개의 단전들은 주위에 있는 혈들과 함께 하나의 시스템을 이루고 있다. 이를 단전시스템이라고 한다. 아랫배에 있는 하단전下丹田, 가슴 부위의 중단전中丹田, 머리 쪽의 상단전上丹田을 가리켜 내단전이라 하고 양 손바닥의 장심과 양 발바닥 용천을 합한 4개를 외단전이라 한다. 그냥 '단전'이라고 할 때는 보통 하단전을 의미한다. 일곱 개의 단전 체계 중에 어느 한 곳에 이상이 생겨 막히게 되면, 몸속의 기 에너지의 흐름이 정체되고 기 에너지와 우주의 상호 작용이 약해져서 병이 발생한다. 단학수련을 통해 단전시스템을 활성화시켜 기의 흐름이 원활해지면 육체적 건강이 증진되고 심리적으로도 안정을 되찾게 된다.

내단전

3개의 내단전은 그 기능이 각기 다르다. 하단전은 배꼽 아래 약 5㎝ 정도 위치에서 안으로 다시 5㎝ 정도 들어간 곳에 그 중심을 두고 있다. 하단전은 기 에너지의 생명력을 응축하고 온몸으로 순환시킨다. 하단전을 상징하는 에너지는 붉은색이다. 하단전이 완성되면 온몸에 생명의 에너지가 가득 차고 육체적인 활력이 증가한다.

중단전은 양 가슴 사이의 지압점인 단중에 있다. 이곳은 감정의 에너지가 자리하고 있는 곳이며 상징하는 색은 황금빛이다. 중단전이 활성화되면 수련자들은 평화롭고 고요한 마음의 상태를 느끼게 되며 다른 이들에게 무조건적인 사랑을 베풀게 된다. 중단전의 기 에너지가 충만해질 때 타인들과의 인간관계나 감정의 교류에서 완전한 이해가 바탕이 된다. 그러나 부정적인 감정 때문에 스트레스를 받으면 정체된 에너지가 중단전을 가로막는다. 중단전이 막히면 에너지 순환이 역류되고 신경계와 순환계에 영향을 주어 각종 질병이 야기된다.

　상단전은 두 눈썹 사이의 지압점인 인당 근처에 위치해 있다. 상단전은 파란색으로 상징된다. 상단전이 활성화되면 수련자들은 의식이 맑아지는 것을 경험한다. 상단전과 두뇌 잠재력의 개발은 깊은 상관관계가 있다. 뇌파가 알파파 상태로 낮아질 때 우리의 의식은 우주 에너지와 하나가 된다. '나'라는 관념은 사라지고 그 자리에 '우주 의식'에 대한 이해가 자리잡는다. 이때 수련자들은 새로운 차원의 우주적인 마음을 경험하게 된다.

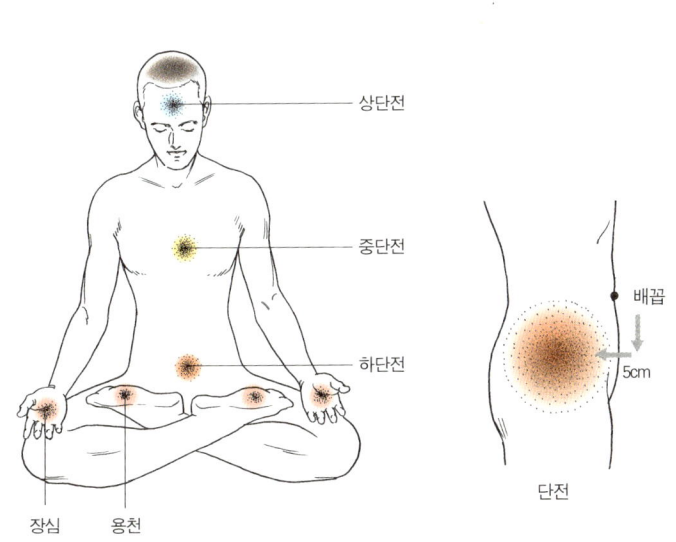

외단전

외단전 네 곳 가운데 두 곳은 양 손바닥 장심에, 다른 두 곳은 발바닥 용천에 위치한다. 4개의 외단전은 우리 몸과 우주 사이에 에너지가 드나드는 중요한 통로들이다. 이들은 거대한 우주 생명력의 저수지에서 기 에너지를 인체에 공급하는 관문 역할을 한다.

| 경락과 경혈

경락經絡과 경혈經穴은 보이지 않는 생명의 네트워크다. 인체의 순환계가 동맥과 정맥을 통해 흐르듯이 우리 몸 안에 기가 흐르는 통로를 경락이라고 하는데, 그중 세로로 통하는 길을 '경經', 가로로 통하는 길을 '락絡'이라고 한다. 우리 몸에는 365개의 혈穴과 12개의 경락이 있는데, 혈은 기가 집중적으로 머무는 정거장과 같고 경락은 이들을 잇는 도로와 같다. 12경락에는 폐경, 심포경, 간경, 비경, 신경, 심경, 담경, 위경, 삼초경, 방광경, 대장경, 소장경이 있다.

한 개의 경락에 적게는 20개, 많게는 40개가 넘는 무수한 경혈들이 분포한다. 이 경혈들은 기 에너지가 호흡에 따라 몸 안팎으로 드나드는 구멍과 같다. 들숨을 쉬면 기 에너지가 경혈들을 통해 몸 안으로 들어와 주요 신체 부위로 이동한다. 모든 질병은 경락과 경혈을 흐르는 기의 흐름이 원활하지 못해서 생긴다. 365개의 혈과 12개의 경락은 인체의 모든 부분과 긴밀하게 연관되어 있다. 경락의 흐름을 일일이 다 외울 필요는 없으나 그 대략적인 흐름을 알아두면 수련에 많은 도움이 된다. 예를 들어, 간이 안 좋은 경우 간 경락의 흐름에 따라 두드리고, 주무르고, 누르고, 쓸어 주는 것으로도 큰 효과가 있다. 또한 수련이 깊어지면 저릿저릿하다든지 압박감 등의 느낌이 생기기 때문에 경혈의 위치를 일일이 외우지 않아도 저절로 터득할 수 있게 된다.

기경팔맥

인체에는 12경락 이외에 이를 보완해 주는 8개의 경맥이 따로 있다. 기는 평소에 12경락을 운행하다가 수련을 통해 충만해지면 흘러넘쳐서 기경8맥으로 유통된다. 12경락을 하천에 비유한다면, 기경8맥奇經八脈은 집중호우 때 하천이 넘칠 것에 대비해 만들어 놓은 별도의 물길과 같은 것으로, 12경락에 대한 안전 장치와 같은 것이다. 기가 기경8맥으로 유통되면 우리 몸은 상식적인 한계를 넘어선 놀라운 잠재 능력을 드러낸다. 기경8맥은 대맥, 독맥, 임맥, 충맥, 양유맥, 음유맥, 양교맥, 음교맥을 말한다.

| 12경락 |

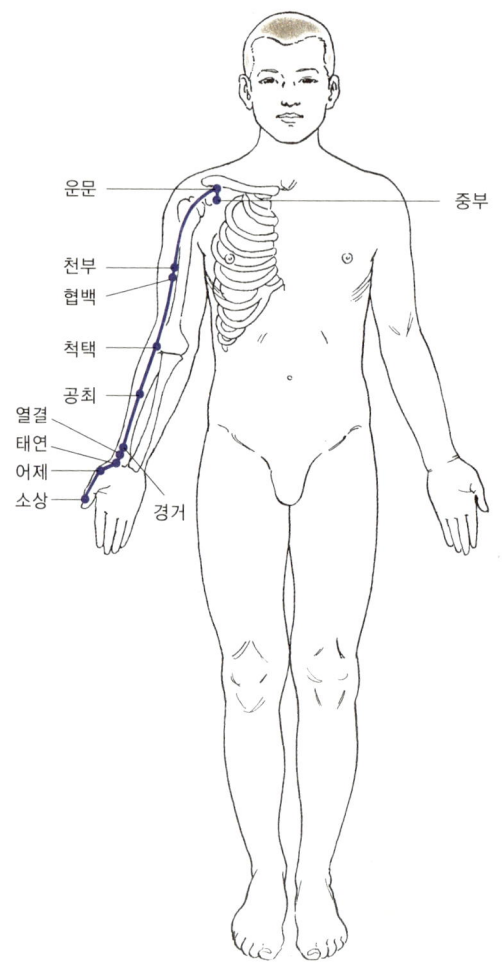

수태음폐경 手太陰肺經
손으로 흐르면서 몸의 음의 부위에 뻗어 있고 폐와 연결된다.

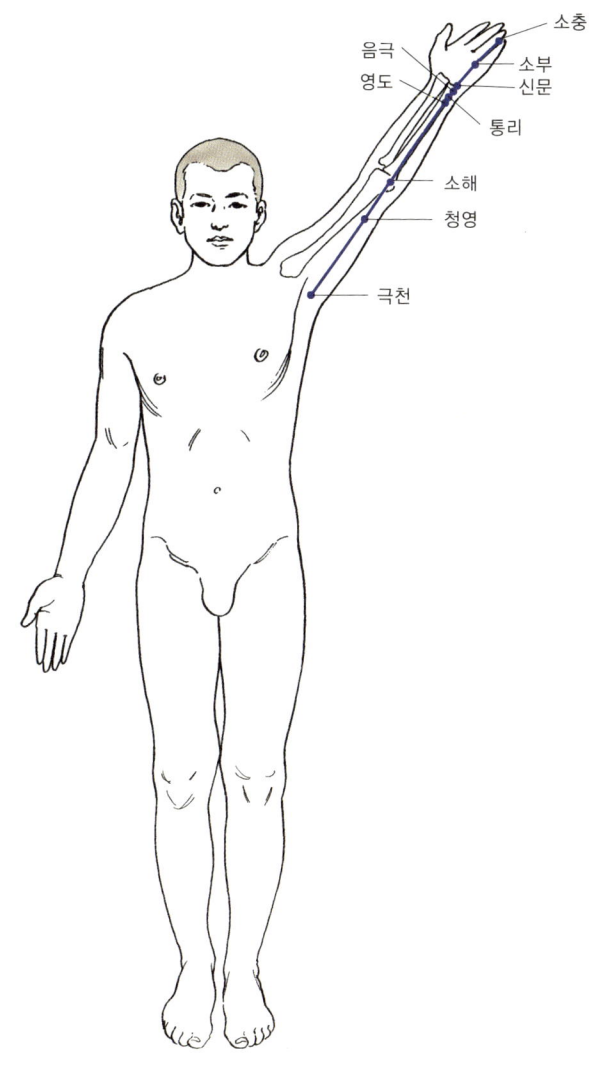

수소음심경手少陰心經
손으로 흐르면서 몸의 음의 부위에 뻗어 있고 심장과 연결된다.

| 12경락 |

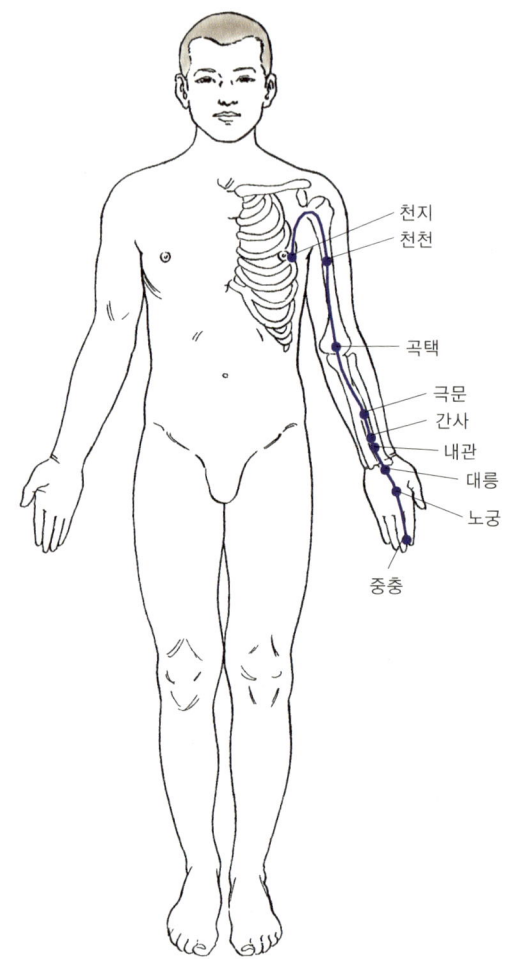

수궐음심포경 手厥陰心包經
손으로 흐르면서 몸의 음의 부위에 뻗어 있고 심포와 연결된다.

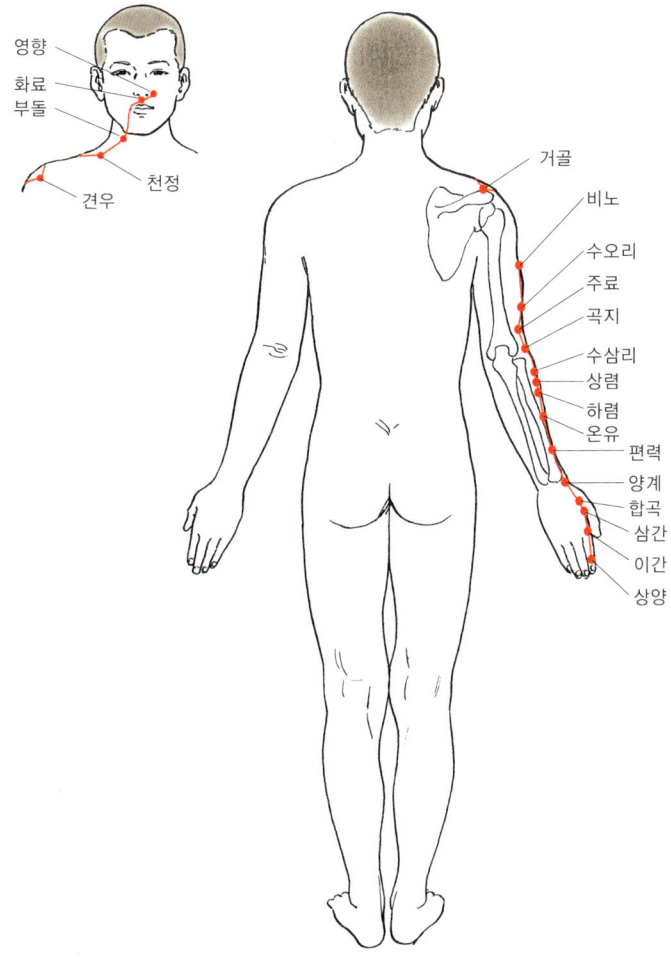

수양명대장경 手陽明大腸經
손으로 흐르면서 몸의 양의 부위에 뻗어 있고 대장과 연결된다.

| 12경락 |

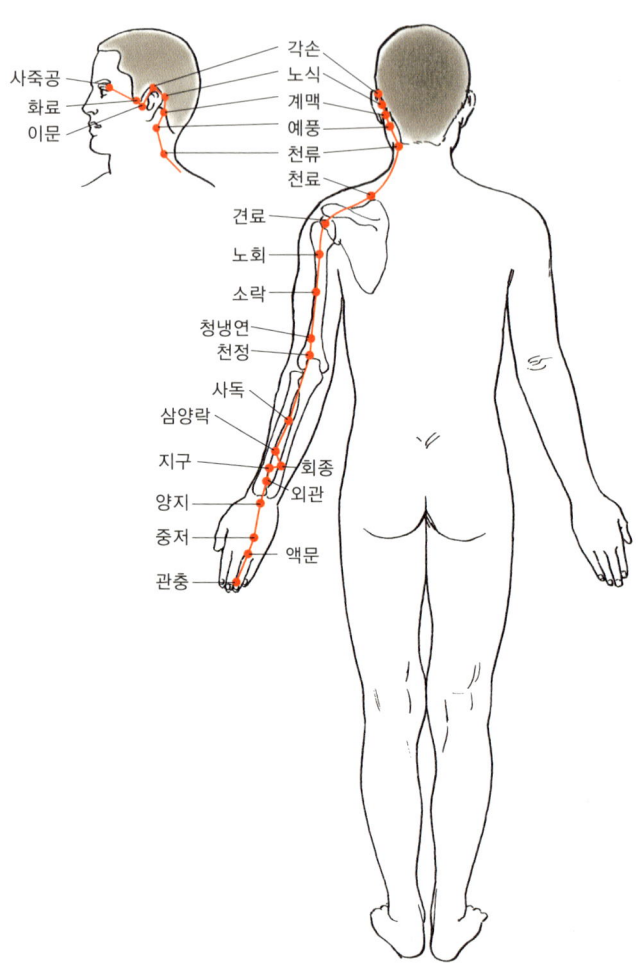

수소양삼초경手少陽三焦經
손으로 흐르면서 몸의 양의 부위에 뻗어 있고 삼초와 연결된다.

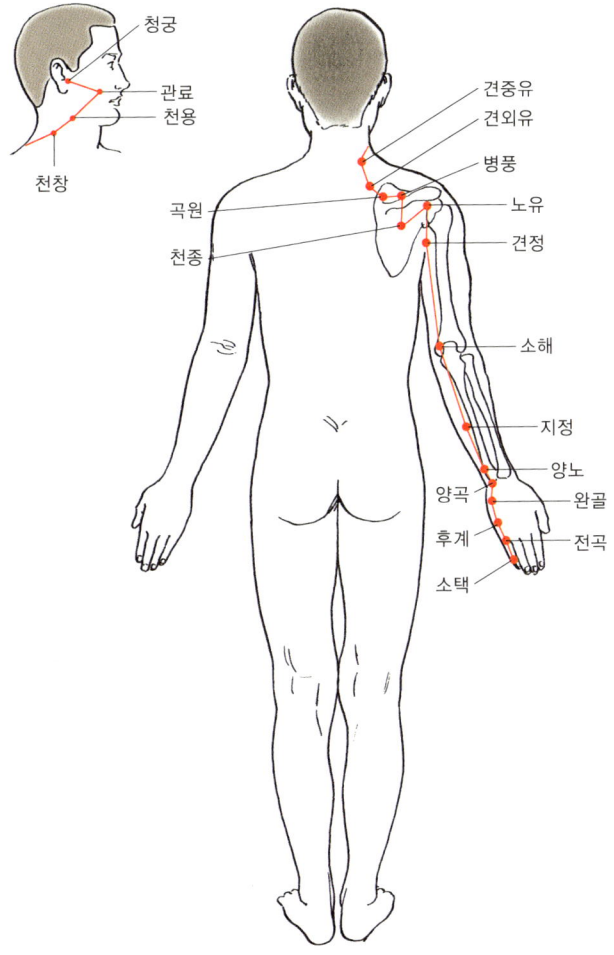

수태양소장경 手太陽小腸經
손으로 흐르면서 몸의 양의 부위에 뻗어 있고 소장과 연결된다.

| 12경락 |

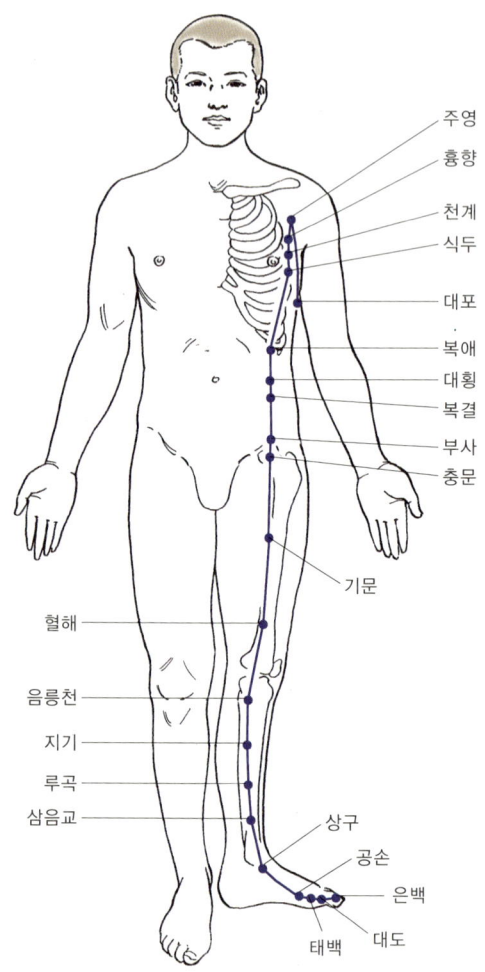

족태음비경足太陰脾經
발로 흐르면서 몸의 음의 부위에 뻗어 있고 비장과 연결된다.

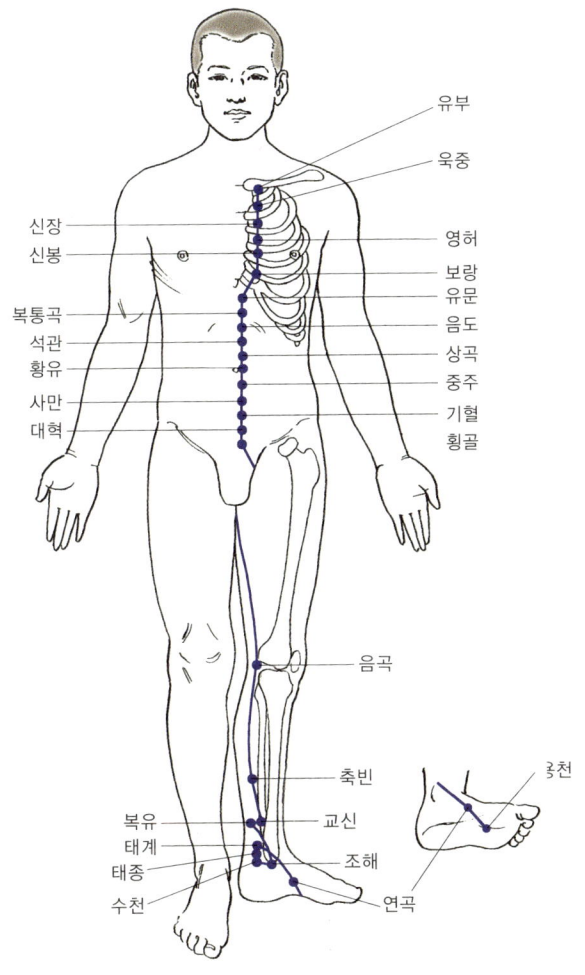

족소음신경足少陰腎經
발로 흐르면서 몸의 음의 부위에 뻗어 있고 신장과 연결된다.

| 12경락 |

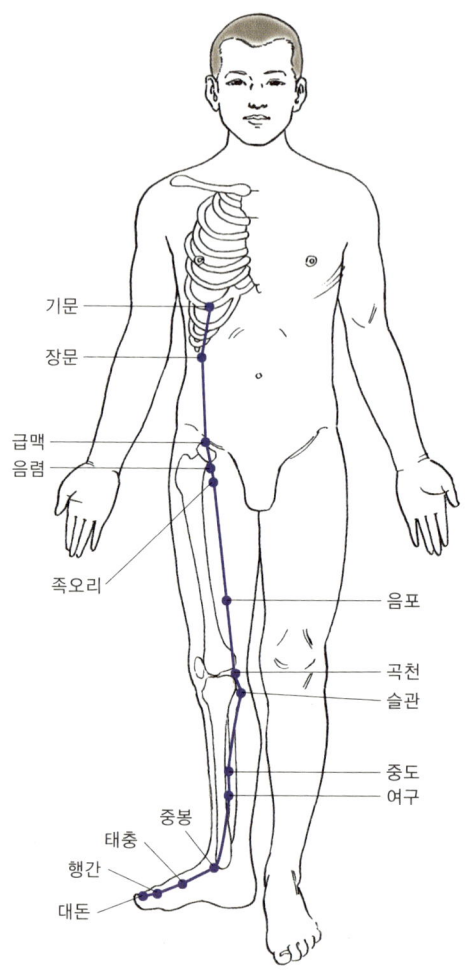

족궐음간경足厥陰肝經
발로 흐르면서 몸의 음의 부위에 뻗어 있고 간과 연결된다.

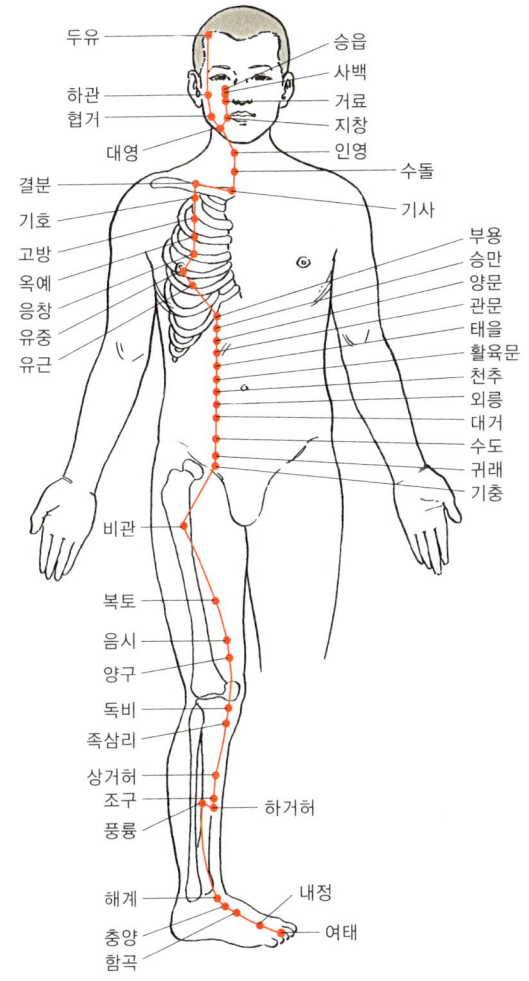

족양명위경足陽明胃經
발로 흐르면서 몸의 양의 부위에 뻗어 있고 위장과 연결된다.

| 12경락 |

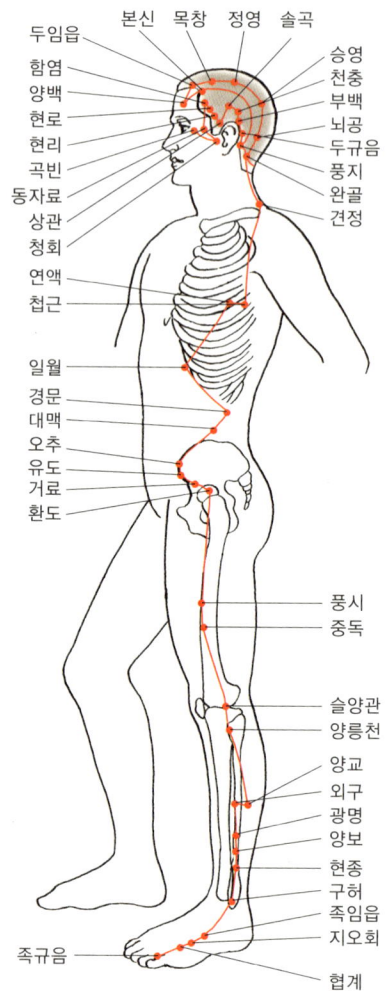

족소양담경足少陽膽經
발로 흐르면서 몸의 양의 부위에 뻗어 있고 담경과 연결된다.

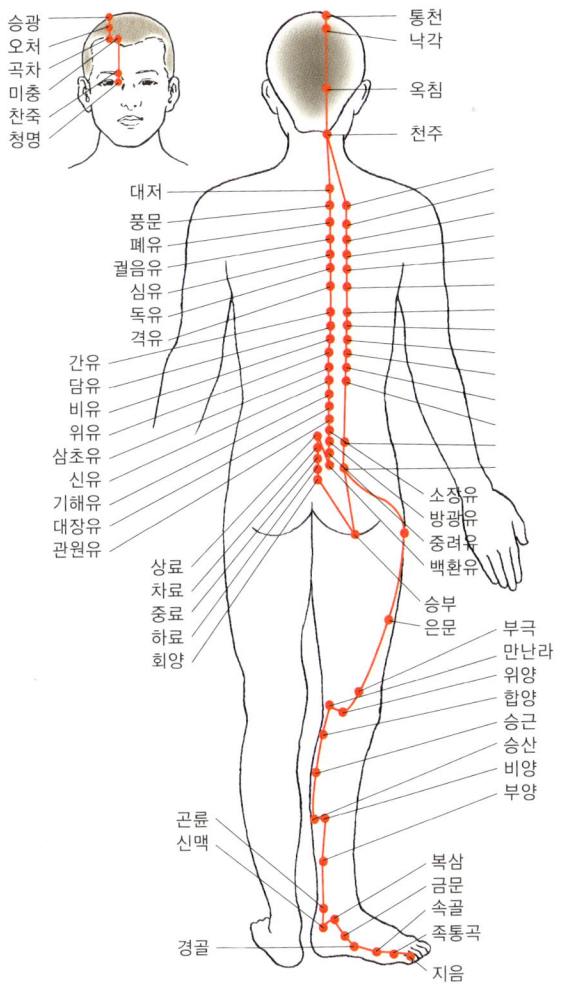

족태양방광경足太陽膀胱經
발로 흐르면서 몸의 양의 부위에 뻗어 있고 방광과 연결된다.

| 12경락 |

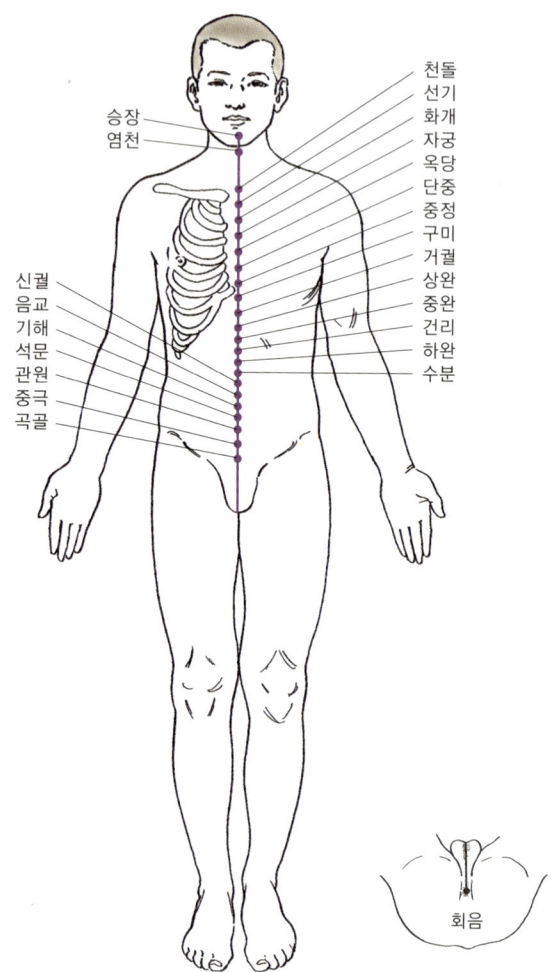

임맥任脈
몸의 앞쪽 정 중앙에 흐른다.

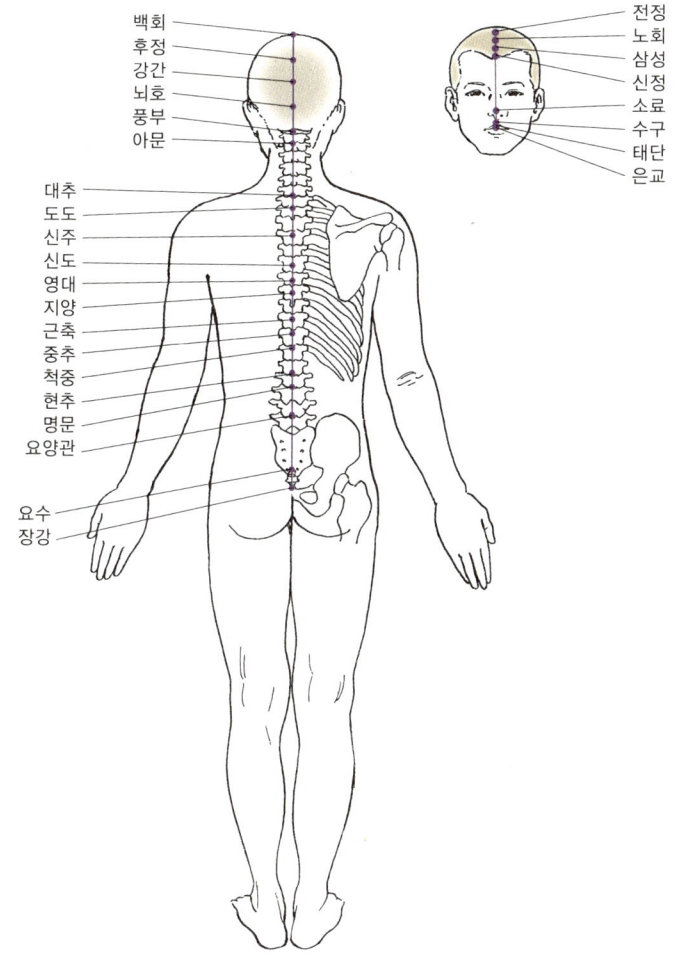

독맥督脈
몸의 뒤쪽 정 중앙에 흐른다.

| 주요 혈자리들

다음은 가장 기본적인 혈자리에 대한 설명이다. 수련을 하면서 일어나는 몸의 변화에 적절히 대응하기 위해 기본적으로 알아둘 필요가 있다.

백회百會

머리 맨 위, 즉 정수리에 위치한다. 머리 위로 양쪽 귀 끝을 잇는 선과 척추와 코를 잇는 선을 그어서 선이 교차되는 정도의 위치다. 백 가지 경락이 만나고 교차한다는 뜻이다. 어릴 때는 이 부분의 두개골이 완전히 덮이지 않아 말랑말랑하고 맥박이 뛰는데, 쥐구멍 또는 숨골이라 불린

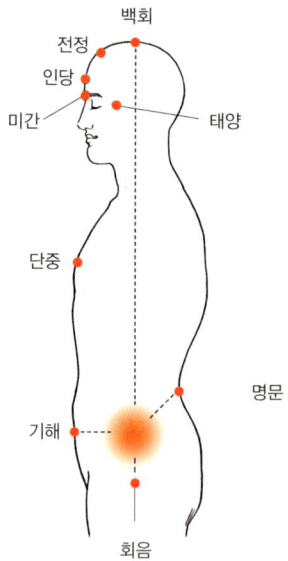

다. 수련을 통해 감각이 회복되고 마음이 열리면 이곳으로 천기天氣가 흘러 들어오게 되므로 대천문大天門 또는 통천혈通天穴이라고도 한다.

전정前頂

백회로부터 4~5cm 정도 앞에 위치한다. 정수리의 앞에 있는 혈이라는 뜻이다. 백회와 마찬가지로 우주의 맑은 기운인 천기가 잘 흘러 들어오는 곳이어서, 백회를 대천문이라고 부르듯이 이곳을 소천문小天門이라고 부른다.

인당印堂

양 눈썹 사이 바로 위의 오목한 곳에 위치한다. 천목혈天目血이라고도 하는데, 이 혈의 기능이 가동되면 투시력이 생기기 때문이다.

미간眉間

양 눈 사이의 콧마루가 쑥 꺼진 지점에 위치한다.

태양太陽

관자놀이에 위치한다.

단중膻中

양 젖꼭지의 중앙쯤에 위치한다.

기해 氣海

배꼽에서부터 3~5cm쯤 아래에 위치한다. '기가 바다처럼 모이는 곳'이라는 뜻이다.

회음 會陰

회음은 성기와 항문 사이에 위치한다. 수많은 음의 경락이 만나고 교차한다는 의미다.

명문 命門

요추 2번과 3번 사이에 위치한다. 골반뼈의 가장 위쪽 부분을 이은 선이 요추 4번을 지나므로 이를 통해 찾을 수 있다. 정확하지는 않지만 쉽게는 배꼽에서 똑바로 뒤쪽에 있는, 척추와 척추의 사이를 찾으면 된다. '목숨이 드나드는 곳'이라는 뜻이다.

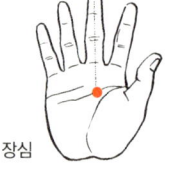
장심

장심 掌心

가볍게 주먹을 쥘 때 둘째손가락과 가운뎃손가락의 끝이 닿는, 손바닥의 중간쯤이다.

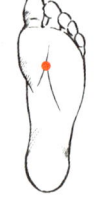
용천

용천 湧泉

발가락을 편 채로 발바닥 쪽으로 당기면 발바닥 앞쪽에 V자 형태의 주름이 잡히는데, 그 V의 꺾어진 곳쯤이 된다. '원기가 샘처럼 분출하는 혈'이라는 의미다.

옥침 玉枕

뒷머리의 정 중앙선, 아래쪽에 돌출된 곳이 있는데, 이곳에서 각각 좌우로 2.5cm 정도 떨어진 곳에 위치한다.

아문 瘂門

1번 경추와 2번 경추 사이에 위치한다. 목과 머리의 정중앙선, 목과 머리가 만나는 오목한 곳에 위치한다. '아瘂'는 벙어리라는 뜻이며 이곳이 막히면 언어 장애를 일으킨다.

대추 大椎

7번 경추와 1번 흉추의 사이에 위치한다. 바른 자세에서 목을 숙일 때 가장 많이 튀어나오는 뼈가 7번 경추이며, 바로 밑의 뼈가 1번 흉추다. '추골(척추뼈)에 위치한, 크고 중요한 혈'이라는 뜻이다.

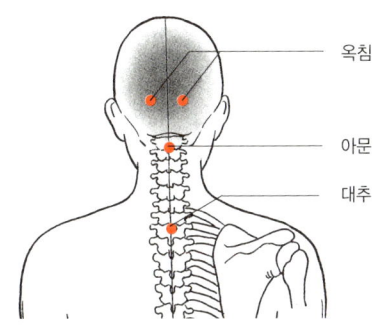

옥침
아문
대추

천돌 天突

좌우 빗장뼈 사이, 가슴뼈 위의 오목한 곳에 위치한다.

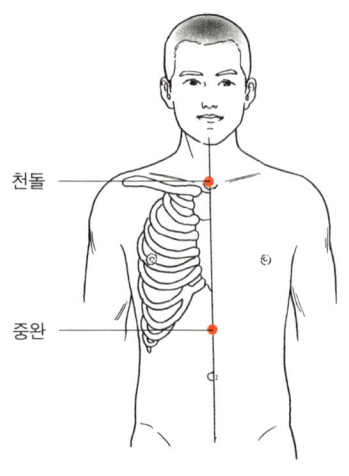
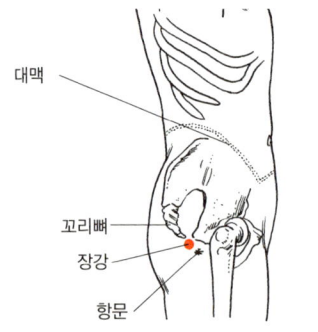

중완 中脘

배꼽과 가슴뼈 가장 밑부분, 즉 갈비뼈가 갈라지는 곳의 중간에 위치한다.

대맥 帶脈

기경8맥 중 하나로, 11번 늑골의 끝에서 수직으로 내려가는 선과 배꼽에서 수평으로 그은 선의 교차점에 위치한다. 좌대맥혈과 우대맥혈이 있으며 부인병과 관계가 깊은 혈이다.

장강 長强

꼬리뼈의 끝과 항문의 중간쯤에 위치한다.

합곡 合谷

손등의 엄지와 검지 사이에 약간 불룩하게 나온 근육이 있는데, 이 근육에서 약간 검지 쪽에 위치한다.

태충 太衝

첫 번째 발가락과 두 번째 발가락이 맞붙는 곳에서부터 옴폭한 홈을 따라 올라가면 발등이 높아지면서 홈이 없어지는데, 그 바로 앞쪽에 위치한다.

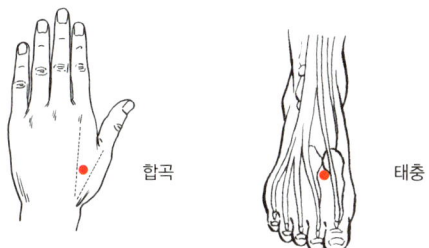

삼음교 三陰交

다리 안쪽에 있는 복숭아뼈의 뒤쪽 끝에서 10cm 정도 똑바로 위쪽으로 올라간 곳에 위치한다. '세 개의 음경락이 교차하는 곳'이라는 뜻이다. 남녀 생식기의 건강 상태와 관계가 깊은 곳이다.

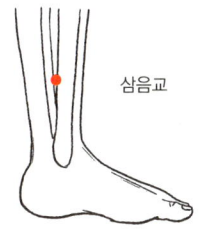

족삼리 足三里

정강이뼈 머리에서 약간 바깥쪽 아래에 위치한다. 정강이뼈를 따라 올라가면 무릎 아래에서 튀어나온 곳이 있는데, 바로 이 밑에서부터 3~4cm쯤 바깥쪽에, 굵은 힘줄이 있는 부분이다. '다리에 있는 삼리'라는 뜻이며, 삼리는 위장과 관계 깊은 곳이다.

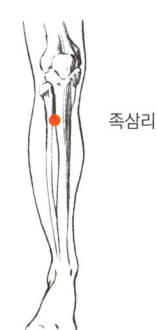

내 몸은 내가 아니라 내 것이다

내 마음은 내가 아니라 내 것이다

단학 수련편

6

단학 수련법

1 지감수련

지감止感은 감정을 그치는 수련법이다. 성냄, 기쁨, 두려움, 슬픔, 탐냄, 싫어함 등의 외부 감각을 그칠 때 자기 내부에 존재하는 내기內氣를 느낄 수 있는 감각이 회복된다. 즉 인간의 육체가 느끼는 오감五感 차원을 넘어선 육감六感의 세계로 들어감으로써 보이지 않는 기 에너지를 느낄 수 있게 되는 것이다.

기 에너지를 느끼기 위해서는 우선 기 에너지가 존재한다는 사실을 인식해야 한다. 기는 생체 에너지로서 보이지도 않고 만져지지도 않는다. 후각, 청각, 시각, 촉각, 미각과 같은 인간의 오감을 통해서는 관찰되지 않는 것이다. 이 에너지의 존재를 느끼려면, 흔히 육감이라고 불리는 새로운 감각이 필요하며 아주 작은 느낌이라도 마음을 열고 인정하는 것이 중요하다.

지감수련은 우선 우리 인체 중에서 가장 예민한 손을 중심으로 이루어진다. 처음에는 체온이나 열감을 느끼다가 나중에는 혈관에서 피가 흐르는 것이 느껴지고, 더 나아가 완전히 집중하게 되면 모든 에너지의 정수인 진기가 모이는 것을 체험할 수 있다. 손에서 기 에너지에 대한 감각을 느끼게 되면 나중에는 온몸의 지감이 이루어지고 전신의 세포

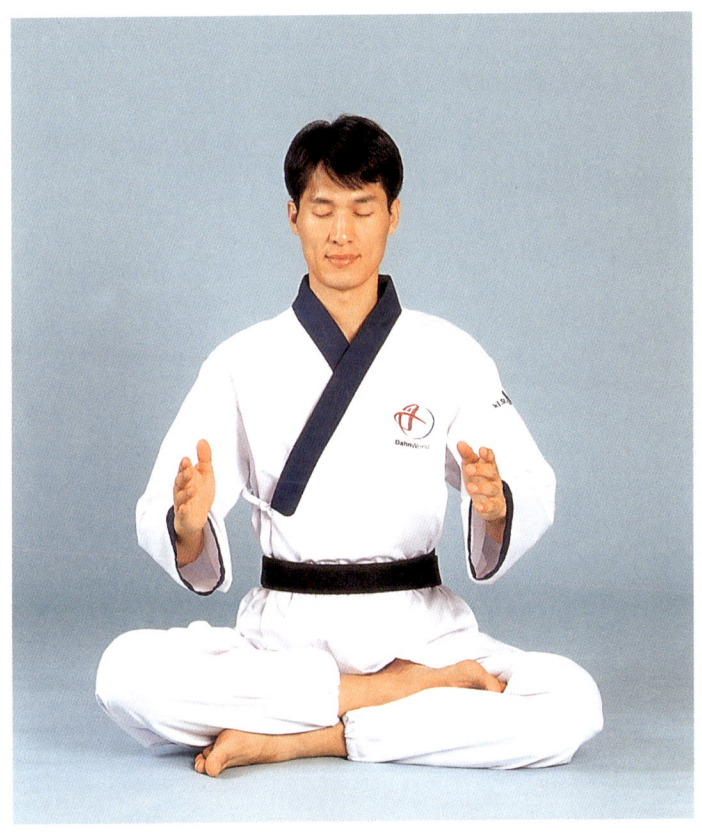

하나하나가 에너지로 충만하게 살아나는 것을 느끼게 된다. 가장 이상적인 지감의 경지는 무념무상의 단계로서, 스스로 지감을 하고 있다는 사실까지 잊어버리는 것이다. 정신 집중을 통해 기의 감각을 회복한 수련자는 일상생활에서 쉽게 화내고, 슬퍼하고, 기뻐하는 감정에 휩쓸리지 않게 된다.

자신도 모르게 긴장을 하고 있거나 다른 생각에 빠져 있을 때는 기운이 잘 느껴지지 않는다. 처음에는 기의 느낌이 아주 미세하더라도 계속 집중하고 반복하면 점점 분명해진다. 그러므로 아주 작은 느낌이라도 그 느낌을 인정하고 집중하면서 키워 가는 것이 중요하다. 느긋한 마음으로 몸과 마음을 이완한 상태에서 정신을 집중하면 누구나 기를 느낄 수 있다. 다만 기운의 느낌은 사람마다, 때에 따라 다르므로 다른 사람과 비교할 필요 없이 오로지 자신의 느낌에 집중하면 된다.

지감수련 요령

- 반가부좌 자세로 앉아 두 손을 양 무릎 위에 올려놓고 눈을 감는다.
- 허리와 척추를 세워 몸의 중심을 잡는다.
- 목과 어깨의 힘을 뺀 상태에서 양손을 손바닥이 위로 향하도록 가볍게 들어 올려 '손, 손, 손' 하고 마음으로 부르면서 집중한다. 손에서 일어나는 미묘한 감각에 집중한다.
- 양손을 천천히 가슴 앞에 모으고 손바닥을 마주 댄다. 체온이 느껴지고 차츰 열감과 함께 손바닥에서 맥박이 뛰는 것이 느껴진다.
- 이제 양손의 간격을 5~10cm가량 벌리고 모든 의식을 손에 집중한다.

- 어깨, 팔, 손목, 손에 힘을 빼 양손이 마치 허공에 떠 있는 것처럼 느껴지게 한다.
- 양손 사이를 조금씩 벌렸다 좁혔다 하면서 손에서 일어나는 느낌에 집중한다. 지감 수련이 제대로 되면 양 손바닥이 자석같이 끌어당기거나 서로 밀어내는 느낌, 부드러운 솜처럼 뭉클뭉클한 느낌, 저릿저릿하는 전류가 흐르는 느낌 등 여러 가지 기의 느낌을 감지할 수 있다.
- 두 손 사이의 공간에서 기의 느낌이 강해지면, 양 손바닥 사이를 점점 더 넓게 벌렸다 오므렸다 한다.
- 손으로 기 에너지의 흐름을 타면서 그 느낌을 즐긴다.
- 마무리할 때는 세 번 정도 천천히 숨을 들이마시고 내쉰 후 눈을 뜬다.
- 양손을 뜨겁게 비벼 눈과 얼굴, 목과 가슴을 쓸어 준다.

2 단무

단무丹舞는 기운을 타고 추는 춤을 말한다. 지감수련을 통해 가장 예민한 손에서부터 기 감각이 증폭되면서 단무는 시작된다. 수련 중에 우주 공간에서 유영하는 비행사의 손놀림처럼 손이 저절로 움직인다면 그것이 단무의 시작이다. 기운이 이끄는 대로 몸을 움직일 수 있다는 것은 단순히 기운을 느낄 때보다 뇌파가 더 안정된 상태가 되었다는 것을 의미한다. 기운이 손끝에서 시작해 온몸으로 흘러감에 따라 춤을 배우지 않아도 일정한 틀이 없이 자연스럽고 다양한 동작들을 취하게 된다. 평소에 하지 않던 몸놀림을 함으로써 잘 쓰지 않던 뇌의 부위를 골고루 발달시킬 수 있다. 또 자유로운 몸놀림을 통해 마음에 쌓였던 스트레스와 맺혔던 한이 스스로 풀어지며, 열려 있는 마음과 긍정적이고 진취적인 생활 태도를 가지게 된다.

단무는 우리 내부의 생명 에너지가 천지의 거대한 생명 에너지와 하나됨으로써 웅크리고 억눌렸던 생명 에너지가 발현되는 과정이다. 수련자는 몸을 의식하지 않고 기운에 몸을 내맡긴 채 단무를 출 때 신비함과 편안함, 황홀감을 느끼게 된다. 단무를 통하여 개인의 생명이 전체의 생명에 연결되어 있음을 알고 대자연의 율려 세계와 하나가 된다.

단무의 요령

단무는 보통 지감수련을 하면서 익힌 기감을 통해, 감각이 예민한 손에서부터 시작한다. 손을 벌렸다 오무렸다 하는 동작을 통해 구체적인 기감에 몰입하다 보면 손뿐 아니라 몸 전체가 절로 움직이는 것을 느끼게 된다. 이것이 단무의 시작이다. 단무를 출 때는 주위를 의식하거나 긴장하지 말고 단지 기운을 타면서 그 느낌에 충실하도록 한다. 잘하려고 애쓰거나 동작을 너무 의식해서는 깊은 내면으로 들어갈 수 없다. 자연스럽게 기운의 흐름에 몸을 내맡긴 채 동작을 취하면 내면 세계의 깊은 맛을 체험할 수 있을 것이다.

단무의 다섯 단계

단무는 틀이나 형식이 없지만 기운의 흐름과 양태에 따라 보통 다섯 단계로 구분된다. 마음을 활짝 열어 천지와 같이 호흡하면, 자연의 변화와 우주의 법칙이 우리의 몸을 통해서도 절로 표현된다.

청천백학 靑天白鶴

점차 호흡이 깊어지고 뇌파가 떨어지면서 아주 부드럽고 느린 움직임이 주를 이룬다. 하늘에 구름이 흐르듯, 한 마리 학이 날아가듯 우아하고 유연한 동작이 나온다.

개화조성 開花鳥聲

꽃이 피고 새들이 지저귀듯 움직임이 밝고 경쾌해지면서 약한 진동이 일어나기도 한다. 부드럽고 온화한 기운이 온몸을 감싸며, 마음은 한없이 평온하여 기쁨이 넘친다.

낙화유수 落花流水

떨어지는 꽃잎처럼 자유로이 기운을 부리고 그 흐름을 타는 단계다. 기운에 몰입한 상태에서 가슴에 쌓였던 감정적인 문제들이 해소되면서 저절로 눈물이 흐르기도 한다.

낙수벽력 落手霹靂

비, 바람과 같은 강한 기운이 동하면서 단공과 같은 힘 있는 동작이 터져 나온다. 이 단계의 동작이 발전하면 자유 단공이 된다.

개운일광 開雲日光

기운을 정리하는 단계로, 태양이 빛나듯 내면의 신성이 밝아지고 몸안의 혈들이 열리면서 대우주의 질서와 하나가 되는 체험을 한다. 이 상태가 깊어지면 자연스럽게 운기심공이나 명상의 단계로 들어간다.

단무의 효과

- 팔다리를 많이 움직이는 동작으로 구성되어 기혈순환을 돕는다.
- 동작을 취하면서 내면에 집중하다 보면 막혔던 마음까지 풀어 주어

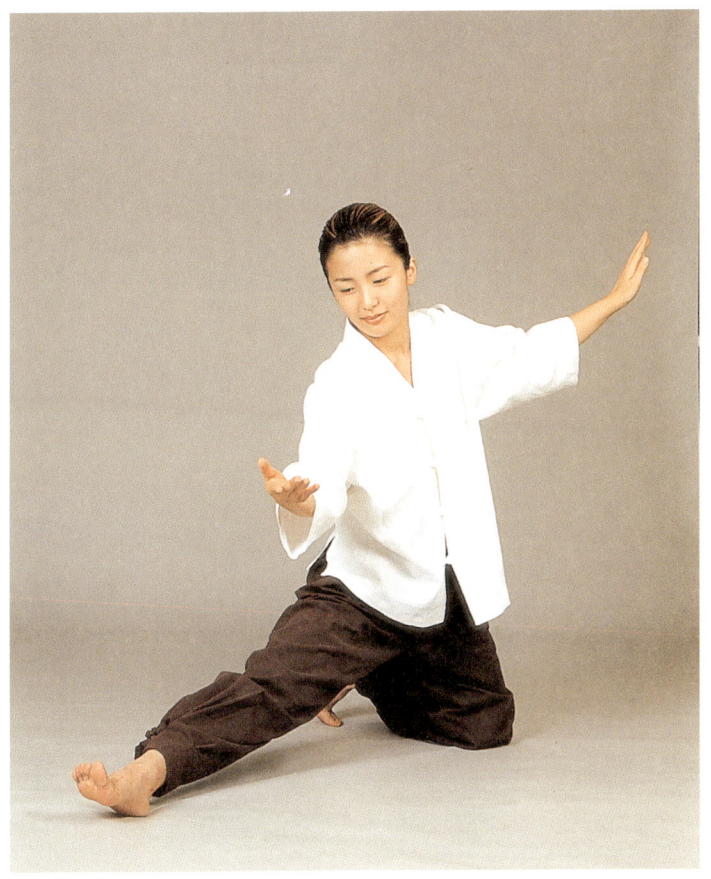

감정을 조절할 수 있는 힘을 길러 준다.
- 부드러운 회전 동작이 많아 기감이 약한 사람도 충분히 기를 느끼고 체험할 수 있다.
- 전신을 골고루 움직여 주므로 신체적인 교정뿐 아니라 비만 해소에도 도움이 된다.
- 자기 안에 있는 창조성과 생명력을 마음껏 발산하므로, 진정한 평화로움과 환희심을 체험할 수 있다.

3 운기심공

단무 수련이 더욱 깊어지면 운기심공運氣心功이라는 정적이고 아름다운 명상 동작으로 바뀐다. 운기심공은 마음(의식)으로 기 에너지를 조절하고 순환시키는 수련법이다. 운기심공을 할 때 터져 나오는 동작은 지극히 단순하고 정지된 듯한 정적인 손놀림이지만, 이는 내면으로 깊이 몰입한 상태에서 기운에 의해 몸이 저절로 움직이며 나오는 자세다. 구름이 흘러가는 모습 혹은 꽃이 피어날 때의 움직임을 연상시킬 만큼 움직임이 없는 움직임, 즉 동중정動中靜의 상태다.

이 수련의 아주 깊은 단계에서는 미묘한 손의 움직임에 따라서 기적인 변화가 천태만상으로 나타나며, 수련자 자신은 그윽한 생명 에너지 속에 파묻혀 있음을 체험한다. 이러한 선정禪靜의 자리는 작은 '나'가 사라지고 본연의 모습인 우주 전체와 하나가 된 에너지 상태, 공空의 자리며 무無의 자리에 들어가 있음을 뜻한다. 이 상태에서 수련자는 말로 설명할 수 없을 만큼 자유로운 상태, 몸이 텅 빈 것처럼 우주 공간으로 사라져 버리는 듯한 느낌을 받는다. 이때 몸에 있는 모든 혈이 열리고 기에너지는 몸의 안과 밖을 자유롭게 드나들며 수련자는 우주 전체와의 일체감을 느끼게 된다.

운기심공의 요령

운기심공은 정형화된 동작이 아니라 기의 흐름을 타고 자연스럽게 나오는 동작이다. 그러므로 익숙해지면 누구나 자기에게 맞는 자기만의 동작이 나오게 된다. 이 수련은 마치 꽃이 피고 뭉게구름이 떠다니는 것처럼 아주 느리고 연속적인 동작으로 표현된다.

❀ 운기심공 1단계

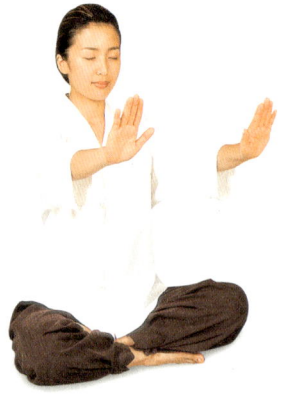

깊은 내부의식으로 들어가기 전에 초보적인 기의 흐름을 감지하고 운기하는 단계다. 1단계에서는 강한 호흡과 강한 기의 발생을 통해 근육과 뼈에 힘이 스며들도록 한다.

🏵 운기심공 2단계

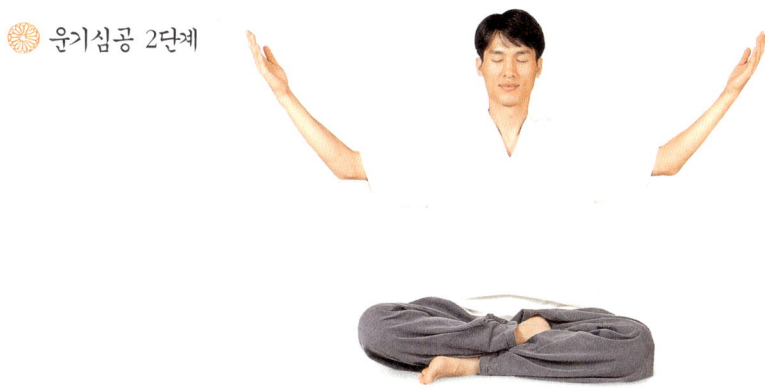

꽃이 피는 것과 같이 아주 부드러운 움직임을 구사하는 연꽃 동작이다. 호흡은 가장 편안하게 하고 의식은 기감에 집중한다. 기감에 집중하여 연꽃이 피어나듯 동작을 반복하다 보면 움직이는 신체 부위에 기운이 모이고, 내가 몸을 움직이는 것이 아니라 기운에 따라 내 몸이 움직이는 것을 느끼게 된다.

🏵 운기심공 3단계

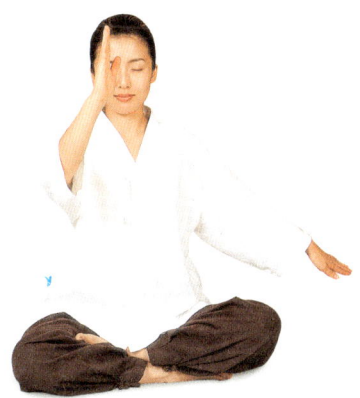

3단계 이후부터는 언어를 넘어선 상태로, 말이나 형태로 표현되기 어려운 경지다. 선정삼매에 들어 무심의 경지에 있을 때 그 의식 속에서 오묘한 조화가 일어남을 체험하게 된다. 3단계 동작은 깨달음의 섭리가 담긴 동작으로, 팔을 올리는 동작 하나에도 온 마음과 정성을 모아야 한다.

운기심공 3단계는 수련 초보자들에게 도움을 주기 위해 기의 흐름에 따라 나오는 동작을 가려 뽑아 정형화한 것이다.

처음에는 정형화된 틀에 따라 수련을 하지만 익숙해지면 누구나 자기에게 맞는 동작에 따라 자연스럽게 할 수 있다.

4 단공

단무를 하는 중에 기가 강하게 흐르면 무예 동작과도 같은 힘 있는 동작이 일어나는데 이를 '단공丹功'이라 한다. 단무 중에 기운을 타고 자연스럽게 터져 나오는 단공은 일정한 형식이나 틀이 없다. 이를 통해 한국의 전통무예가 기에 의해 일어나는 자연적인 움직임을 기초로 하여 성립된 것임을 알 수 있다. 대부분의 무술은 매우 민첩하고 격렬한 전투 기술의 연속으로 이루어져 있으나, 태극권이나 택견처럼 물 흐르듯 유연한 동작 속에 강한 힘을 숨긴 경우도 있다. 단공은 강함과 부드러움을 동시에 가지고 있는 무공武功으로, 손과 발을 강하게 내뻗는 동작이 있는가 하면 허공을 가르는 기러기의 날갯짓처럼 유연한 움직임도 있다. 단공의 매력 중 하나는 수련을 오래 해도 잘 지치지 않는다는 점인데, 기운을 쓰면서 동시에 단전에 기운을 모으기 때문이다. 단공은 격파나 파괴를

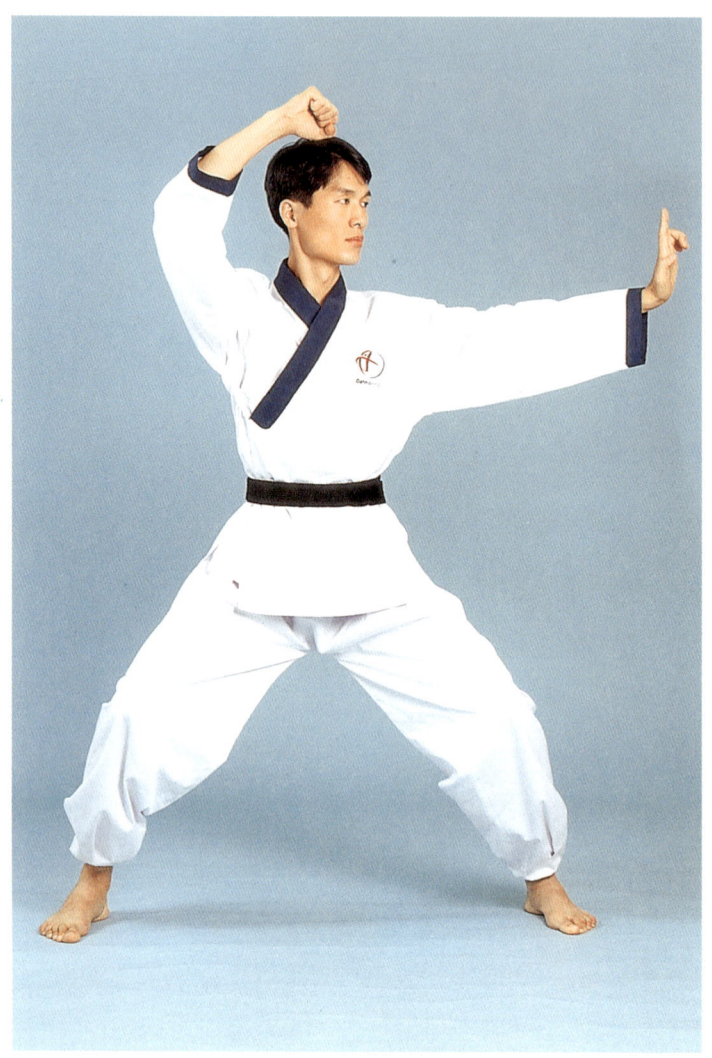

목적으로 하기보다는 기운을 조절하고 활용하는 과정을 통해 자신을 다스리는 데 초점을 맞춘다. 기운의 흐름에 그대로 순응하여 기운의 실체인 마음, 심법心法을 터득하는 것을 목적으로 하기 때문이다.

단공을 할 때는 의식, 동작, 호흡이 일치해야 하며 몸의 긴장을 풀고 기운을 타면서 움직이는 연습을 많이 하는 것이 좋다. 기운을 터득하지 못한 상태에서 동작만 따라 하는 것만으로는 결코 단공의 깊은 맛을 깨닫지 못한다.

단공에는 원래 틀이 없지만 단학수련에서는 단학의 원리와 기혈 유통 양상에 따라 단계별로 기본형, 축기형, 대맥형, 임독맥형, 소주천형 등 다섯 가지의 단공 동작을 체계화하였다. 이 중 기본형은 비틀어진 골격을 바로잡아 주고, 축기형은 전신을 운기하여 정신력을 강화시킨다. 대맥형은 대맥 유통과 균형 감각을 단련하며, 임독맥형은 임독맥 유통, 소주천형은 12경락, 365혈을 유통하는 데 도움을 준다.

5 일지기공

일지기공一指氣功은 현대인들을 위해 배우기 쉽고 운동 효과 또한 극대화할 수 있도록 창안한 단학기공의 진수다. 일지기공 8수는 운동역학적으로 볼 때도 완성도가 높은 수련이지만 한민족의 철학과 정신이 녹아 있어 육체적, 정신적인 수련이 이상적으로 어우러진 수련법이다.

호신술이나 격투술을 위한 기공일 경우, 자칫 바른 철학 없이 공격적인 동작과 기운을 쓰다 보면 수련자의 성정 또한 그것을 따라가기 마련이다. 일지기공은 매 동작마다 그 안에 담긴 정신을 의념하며 수련하기 때문에, 어느새 몸과 마음에도 조화롭고 원만한 기운이 생겨난다. 동선 또한 일반적인 기공이나 무술 동작들과 달리 조화롭고 매우 부드럽다.

따라서 일지기공을 할 때 각 동작들을 그냥 따라 하기만 하는 것은 별 의미가 없다. 단전에 용처럼 꿈틀거리는 기운을 모으는 취룡삼식取龍三

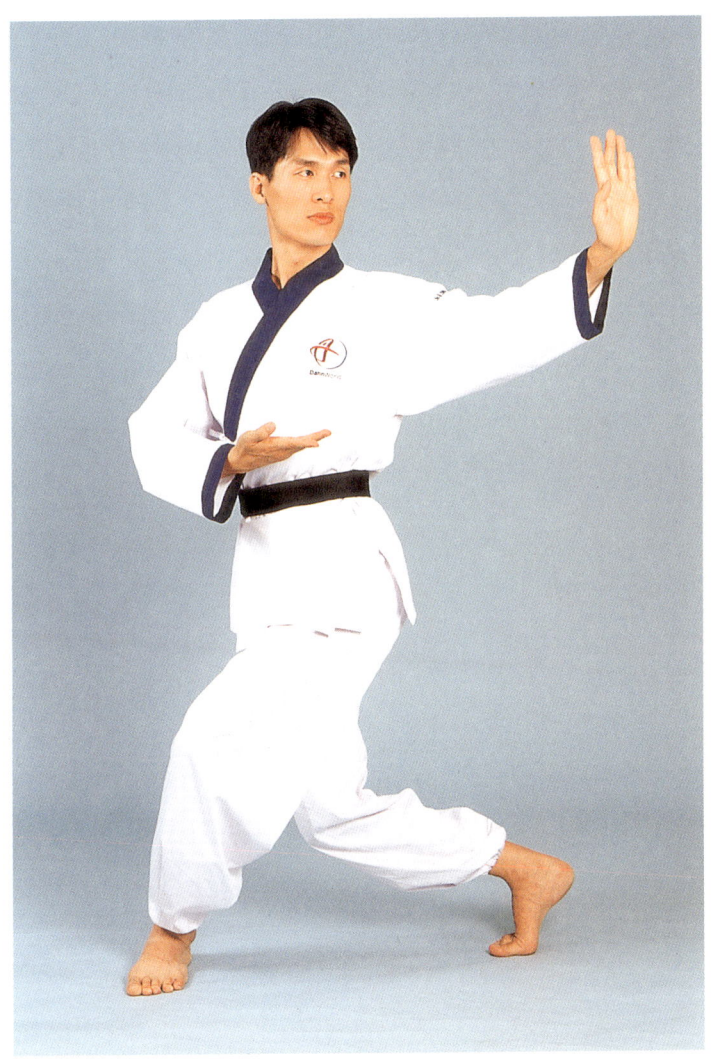

式, 단전에 모은 기운을 다시 하늘과 땅과 사람에게 베푸는 천인삼식天人三式, 세상에 사랑을 베풀어 몸과 마음이 조화로워진 상태인 조화삼식造化三式, 하늘의 기운을 받아 나와 세상으로 돌리는 교화삼식敎化三式, 기운을 무한대로 확장해 땅끝까지 펼치는 치화삼식治化三式, 조화와 치화의 과정을 거쳐 새로운 세상이 열리는 개벽삼식開闢三式, 개벽이 이루어져 중생이 용이 되어 승천하는 화룡승천化龍昇天, 승천한 용이 구름 속에 머무는 것을 상징하는 해저침수海底沈水 등 동작 하나하나의 의미를 이해하고 그 뜻을 음미하며 하는 것이 중요하다. 일지기공 8수의 주된 동작은 몸을 회전하고, 관절을 굽혀 각도를 주고, 기운을 짜 주는 간단한 동작들로 구성되어 있어 균형 잡힌 신체를 만들어 준다. 동작을 천천히 하면서 호흡을 통해 기를 모으고 풀어 주다 보면 온몸이 후끈 달아오르면서 땀이 나고 운기가 된다.

6 천부신공

천부신공天符神功은 천부체조라고도 하는데, 〈천부경〉의 81자의 의미를 담은 동작으로 구성되어 있다. 하늘의 이치를 담은 〈천부경〉의 진수를 수련 동작으로 표현한 최초의 신공이다. 수련자는 천부신공 동작을 취하면서 〈천부경〉 한 자 한 자의 의미를 이해하게 되고 기의 흐름과 운용 방법을 스스로 터득할 수 있게 된다.

천부신공은 내적으로는 정기를 충만하게 하고 기운을 조화롭게 하는 동시에, 외적으로 근력을 단련하고 뼈의 균형을 잡아 주는 종합적인 심신수련법이다. 꾸준히 수련하면 몸과 마음이 건강해지는 것은 물론, 〈천부경〉의 기운이 몸과 마음에 서려 마음이 평화로워지고 조화로운 사람이 된다. 궁극적으로 〈천부경〉의 원리를 체득하여 천지인 정신을 깨우치고 하늘의 이치를 알아 성통공완에 이르게 된다.

천부신공의 형태와 동작은 원방각圓方角의 원리를 바탕으로 견고하게 짜여 있다. 호흡과 병행하여 체력에 맞게 동작을 취해 주되 정성을 다해 한 동작 한 동작 이어 간다. 이렇게 하는 사이 자신도 모르게 단전에 축기가 되고 호흡이 길어지며 근육에 탄력과 힘이 붙게 된다.

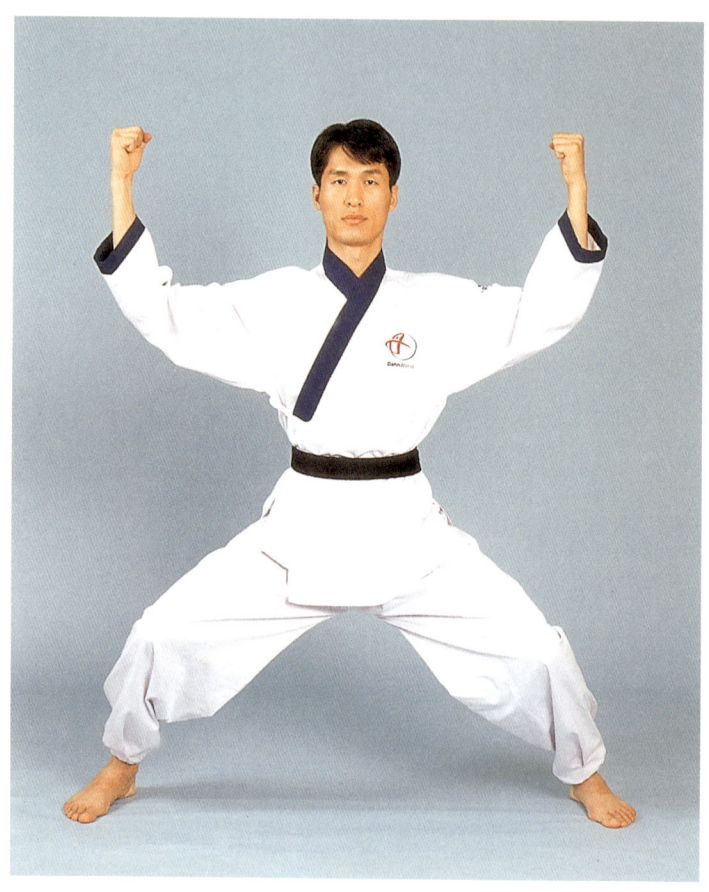

7 단학 활공·기공

단학활공

단학활공丹學活功은 사심 없는 무한한 사랑으로 상대방의 몸과 마음을 살리는 치유법이다. 흔히 '사랑 주기'라고 표현되는데, 상대방의 몸을 누르고 만지는 방식으로 혈을 자극하여 내면에 잠재되어 있는 자연 치유력을 이끌어 내는 것이다.

경직된 근육과 인대를 주물러 이완시키고 흐트러진 인체의 균형을 잡아 주는 동시에 기운이 막힌 곳은 두드려서 뚫어 주고 허虛한 곳은 쓸어서 보補해 준다. 이 과정에서 가장 중요한 것이 활공을 하는 사람과 받는 사람의 마음가짐이다. 활공에 임하는 사람은 상대방의 몸을 소중히 여겨 정성껏 다루어야 하며 자신의 능력에 대해 의심하거나 분별하지 않는 순수한 마음으로 행한다. 활공을 받는 사람 또한 활공에 임하는 사람에 대해 감사한 마음을 가지고 활공을 받는 부위에 의식을 집중하면서 몸에 느껴지는 기 감각에 주의를 기울인다. 사랑과 믿음을 바탕으로 한 기운 교류의 과정에서 정신이 안정되고, 기가 활성화되고, 혈이 열린다. 단학활공에서 가장 중요한 것이 심기혈정의 원리며, 바로 이 점이 안마나 마사지와 구별되는 특징이다.

단학기공

단학기공은 올바른 동작과 호흡과 의식의 조화를 통해 이루어지는데, 이를 조신調身・조식調息・조심調心이라 한다. 이 중 어느 한 가지만 소홀

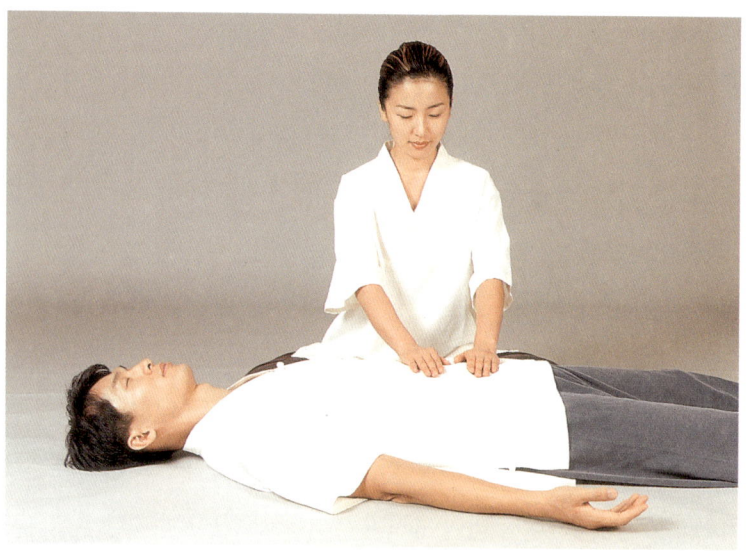

단학활공

히 해도 수련에 깊이 들어가기 어렵다. 일반적으로 단학기공은 동작을 먼저 익히고 숙달된 동작 속에서 기를 느끼며, 호흡과 의식을 통해 기를 조절하는 것이 순서이다.

단학기공은 다른 기공에 비해 동작이 부드럽고 곡선적이다. 대부분의 손놀림이나 다리 동작이 춤에 가까운 곡선이다. 이는 회전의 원리를 바탕으로 한 움직임이 많기 때문이다.

또한 각도(비틀기)를 통한 운기를 수련 원리로 하고 있어 초보자도 쉽게 기운을 느끼며 수련을 할 수 있다. 단학기공 동작은 쉽고 간단한 동작이 대부분이지만 운동 효과는 매우 크다. 손가락, 손목, 무릎 등에 각도를 주었다가 풀어주는 동작을 호흡과 병행하게 되면 초보자들도 쉽게 기감을 느낄 수 있고, 내기를 단련하는 데도 효과적이다. 기공 동작에서는 미세한 각도의 변화에도 막혔던 기가 통하게 되면 근육의 긴장과 이완, 호흡의 완급에도 영향을 미친다.

단학기공의 물 흐르듯 자연스런 동작과 때로는 뇌성벽력 같은 힘있는 동작 속에서 내근이 단련되고 내기와 진기가 몸 속에 충만해지게 된다.

수련 중에 일어나는 현상들

진동

수련을 하다 보면 우리 몸은 근본적인 변화를 겪는다. 변화의 종류는 다양하게 나타난다. 몸에 일어나는 변화 중 가장 보편적인 것은 떨리는 것, 즉 진동이다. 이 반응은 수련자의 몸과 마음이 깊이 이완되고 뇌파가 알파파 상태일 때 나타난다. 진동은 호스가 연결된 수도에 갑자기 물을 틀었을 때 수압이 높아져서 생기는 현상과 같은 원리다. 에너지가 정체되어 막혀 있던 경락이 기운의 자극을 받아 열리게 될 때도 이러한 현상이 일어난다. 에너지가 온몸을 두루 순환하기 시작하면, 몸이 호스처럼 강력하게 떨리는 일이 자주 일어난다. 새로운 에너지가 밀려 들어와 정체되어 있던 경락을 뚫어 주기 때문이다. 이러한 현상에 대해 알지 못하고 있던 수련자가 진동을 경험하면 당혹감과 두려움을 느낄 수 있으므로 주의해야 한다.

에너지가 충분히 축적되어 경락을 타고 급격히 흐를 때, 신체적으로 일어나는 진동 외에 감정이 정화되면서 일어나는 진동 현상도 있다. 기 에너지를 통해 몸과 마음이 이완되면서 평소 가슴에 쌓인 슬픔과 분노, 한이 분출되는 현상이다. 수련 중에 저절로 눈물을 흘리거나 고함을 치게 되는 경우가 있는데, 이럴 때는 몸에 쌓인 감정의 에너지를 담아 두지 말고 마음껏 발산하여 에너지를 정화하는 것이 좋다.

건강한 사람들은 진동을 겪지 않기도 하는데, 이때에도 진동이 없는 것이 아니라 아주 미세한 진동이어서 모르고 지나치는 경우가 대부분이다. 꾸준히 수련을 계속하고 인체의 특정한 부위들이 새로운 생명력을 얻으면 건강한 사람도 진동을 경험한다. 그러나 진동은 의식적으로 조절이 가능한 현상이므로 기운이 소진될 정도로 장시간 진동하는 것은 삼간다. 진동은 단학수련이 일정한 수준에 이르렀다는 증거로, 수련자는 진동 후 몸과 마음에 많은 변화를 체험하게 된다. 마음이 안정되고 편안해지며 삶의 의욕이 샘솟아 적극적이고 진취적인 사고를 하게 되는 것이다.

명현

명현暝眩 반응은 진동처럼 흔히 일어나는 치유 현상 중의 하나다. 명현 반응의 징후로, 수련자들은 감기에 걸린 것 같이 몸살기가 있다거나 몸이 피곤하고 무겁게 느껴지는 등의 증상을 경험한다. 정도에 따라 아주 심한 몸살 증세를 느끼기도 하고 미세한 느낌에 그치는 경우도 있다. 건강이 안 좋은 수련자들에게 이러한 증상은 더욱 심각하게 나타날 수 있다. 명현 반응은 만성적인 질환이 치유되고 있다는 징후로, 진동과 마찬가지로 막힌 기 에너지의 흐름이 복원되면서 나타나는 현상이다. 막혀 있는 기의 흐름이 정상적으로 흐르고 몸 안의 독소가 정화되는 과정에서, 그동안 몸의 가장 안 좋았던 부분이 일시적으로 더욱 그 증세가 확연해지는 것이다.

이러한 증상은 몸이 정화되고 에너지의 흐름이 원활해질 때까지 계속된다. 에너지가 정체되어 몸 안에 쌓여 있던 독소들은 이러한 과정을 거치면서 깨끗이 정화된다. 명현은 '밝음과 어둠의 교차' 라는 뜻으로, 컨디션이 좋을 때와 나쁠 때를 오르내리며 주기적인 변화를 거듭하면서 건강이 좋아지고 있다는 징후다.

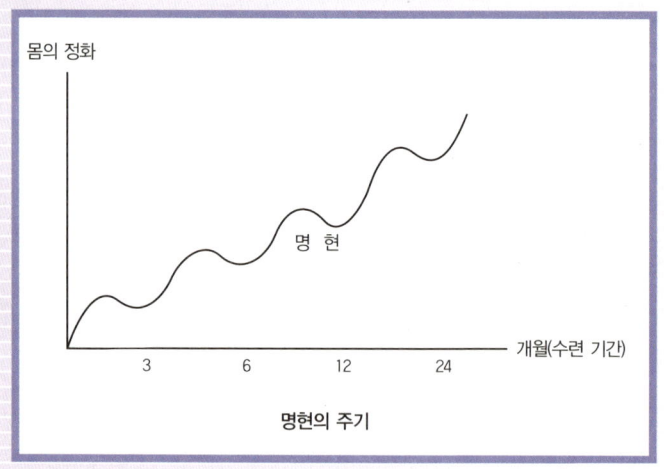

명현의 주기

명현 현상을 줄이는 방법

- 기 몸살을 줄이거나 없애려면 수련하기에 앞서 부드러운 도인체조를 적당히 해 주는 것이 좋다. 몸이 충분히 이완되면 기 몸살이 줄어들고 몸의 변화도 더 빠르다. 기 몸살이 시작된 경우에는 기마 자세로 서서 단전에 집중하거나 발끝 두드리기, 몸에 가벼운 진동 주기를 통해 기운을 다리 쪽으로 내려 준다. 기 몸살이 온 부위나 몸 전체의 탁기가 발바닥 용천이나 손바닥 장심으로 빠져나간다고 생각하면서, 손으로 쓸어 주거나 명상한다.
- 무리한 수련으로 생긴 기 몸살을 완화시키기 위해서는 우선 가슴을 풀어서 화를 내려 주는 것이 좋다. 아픈 부위의 통증이 잘 내려가지 않는 것은 기운이 뭉쳐서 막혔기 때문이다. 주변을 풀어 주고 아래쪽으로 기운이 내려갈 수 있도록 자주 쓸어 준다. 다리에 진동이 올 정도로 강한 동작을 취해 주면 기운이 잘 내려간다.

수련시에 일어나는 기氣 현상

수련이 진척되면 몸에 많은 생리적 변화와 기 현상이 일어난다. 수련 초기에 주로 나타나기 쉬운 기 현상은 다음과 같다. 아래에 열거한 감각들은 몸 전체에서 느껴질 수도 있고 부분적으로 느낄 수도 있으며 느낌의

강도도 사람마다 차이가 있다. 또한 어떤 사람에게는 한두 가지 감각밖에 나타나지 않는 데 반해 어떤 사람에게는 대여섯 가지가 한꺼번에, 또는 번갈아 가며 나타나기도 한다.

몸이 따뜻하거나 뜨거워지는 느낌
가장 일반적으로 나타나는 현상이다. 마치 햇볕을 쬐는 듯하기도 하고 난롯불 가까이에 있는 것처럼 느껴지기도 한다. 어떤 경우에는 온몸이 확 달아오르기도 하는데, 이럴 때는 먼저 단전에 의식을 집중하여 충분히 기운을 모으고 난 후 몸의 기운이 어느 정도 가라앉으면 다시 호흡에 들어간다.

피부가 간질간질 가려운 느낌
특히 두피가 가려워진다. 이것은 평상시에 경락이 잘 통하지 않던 부분에 진기가 유통되면서 나타나는 현상이다. 가려워질 때 손톱으로 긁는 것은 좋지 않다. 손끝으로 가볍게 두드리거나 문질러 준다. 이러한 현상은 그다지 오래가지 않으며 보통 1주에서 2주 사이에 나타났다가 곧 사라지므로 걱정할 필요는 없다.

전류가 흐르는 듯한 느낌

개미처럼 작은 벌레가 피부 위를 기어다니는 느낌, 전류가 흐르는 듯한 느낌, 손가락이 서로 떨어져 있는데도 마치 붙어 있는 것 같은 느낌, 신체의 일부가 움직이면서 콩닥콩닥 뛰는 듯한 느낌 등이 나타난다. 간혹 맨손으로 문 손잡이나 쇠붙이를 만질 때 불꽃이 보일 정도로 심하게 정전기가 일어나기도 한다. 모두 진기가 경락을 유통하면서 나타나는 기 현상들이다.

몸의 형체가 부풀거나 커지는 느낌

실제로 몸이 커지는 것이 아니라 진기가 잘 유통되고 모세혈관이 확장되면서 기운이 가득 차서 넘치는 듯한 팽창감이 느껴지는 것이다. '몸이 커져서 벽을 뚫고 나가고 머리가 커져서 집 천장을 뚫고 나간다'는 옛 문헌의 표현은 이러한 기 현상에 대한 설명이다.

몸의 형체가 축소되는 느낌

몸의 형체가 축소되는 느낌은 퍼져 있던 진기가 안쪽으로 모여 단전에 집중되기 때문에 느껴지는 현상이다. 즉 외부로부터 진기가 모이므로 내부에 압력이 전해지면서 오그라드는 것처럼 느껴지는 것이다.

몸이 가벼워지면서 둥실 떠오르는 느낌

이 현상은 일반적으로 숨을 들이쉴 때 나타난다. 마치 비행기를 탄 듯 몸이 올라갔다 내려갔다 하는 느낌이 든다. 옛 사람들은 이러한 현상을 '받아들일 때는 나는 것 같고, 내보낼 때는 기러기가 떨어지는 듯하다' 고 하였다. 몸에 진기가 충만하면 평소 걸어다닐 때도 몸이 가벼워지는 느낌이 든다.

몸이 무겁거나 밑으로 가라앉는 느낌

앉아서 수련할 때 바위처럼 견고한 자세가 되면서 밧줄로 당겨도 움직이지 않을 것처럼 느껴지거나 온몸이 태산에 눌린 듯한 무게감이 느껴진다. 이는 진기가 아래 방향으로 내려가 기운이 가라앉으며 나타나는 현상이다.

몸이 차가워지는 느낌

초보 단계에서보다는 어느 정도 수련이 진전된 상태에서 나타난다. 신장에서 뿜어 나오는 수기가 독맥을 타고 위로 올라갈 때, 즉 수승화강이 일어날 때 나타나는 현상이다. 이때 수련자는 심장과 신장 사이가 시원해지면서 몸이 편안해지는 느낌을 갖게 된다. 보통 몸에 열감이 발생한

후에 신장의 수기가 수승화강 작용으로 운기되면서 몸이 시원해진다. 이러한 느낌은 몸이 허약한 사람이나 환자들에게서 자주 나타나는 냉기와는 구별된다. 처음부터 으슬으슬한 냉기가 도는 것은 몸에서 사기 邪氣가 나가는 것일 가능성이 높다.

그밖에도 긴장이 풀려서 나른한 느낌, 자신의 몸이 서서히 사라져 버리는 듯한 느낌, 저절로 팔다리가 움직이면서 춤이나 무술 동작이 일어나는 현상, 몸이 가늘게 떨리는 느낌, 부분적으로 뿌듯하고 팽팽하게 팽창하는 현상 등이 나타날 수 있다.

  이러한 현상들은 모두 의미 있는 생리적·기적 변화지만 호기심을 가지고 추구할 일도, 걱정할 일도 아니다. 수련 과정에서 자연스럽게 나타났다 사라지는 현상이므로 담담한 마음으로 바라보는 것이 좋다.

수련 중 유의 사항

지나친 감정의 동요를 자제한다
몸과 마음은 감정의 변화에 직접적인 영향을 받는다. 감정의 종류에 따라 반응하는 인체의 부위도 달라진다. 위는 스트레스에 약하며, 폐는 슬픔, 콩팥은 두려움, 심장은 과도한 흥분, 간은 분노에 약하다. 특히 심하게 성을 내면 기운이 흩어지고 축적된 기운이 한순간에 고갈되므로 경계해야 한다.

과음, 과식, 과로, 지나친 성생활을 피한다
과음과 과식은 소화 기관을 피로하게 하고 과도한 성생활과 폭음은 공들여 쌓은 기 에너지를 흩어 버린다. 지나친 정신적·육체적 노동이나 운동 또한 인체에 스트레스를 주고 정기를 소모시킨다.

자만, 자족, 사심을 경계한다
수련이 잘 되고 몸에 기운이 넘쳐 특이한 기적氣的 능력이나 영적 체험을 하게 되는 경우, 자칫 수련자는 자신을 과시하고 싶어하거나 사사로운 욕심에 이끌리게 되는 경우가 있다. 그러나 이는 지나가는 현상에 불과한 것으로, 의식의 성장과는 아무 관계가 없는 허상이다. 단학수련의 궁극적인 목적이 인간성 회복에 있음을 잊지 말고 겸허한 자세로 수련에 매진한다.

주변 사람들과 조화롭게 생활한다

단학수련은 자기 혼자만 마음의 평화와 건강을 얻기 위해서 하는 것이 아니라, 가정과 사회에서도 조화롭고 유익한 사람이 되기 위해 하는 수련이다. 혼자만의 수련에 빠져 사람들과 조화를 이루지 못하거나 현실과 담쌓는 것은 바람직하지 않다.

효과적인 수련을 위한 안내

흔들림 없는 마음

단학수련의 목적은 몸과 마음을 닦아 인체의 세 가지 보물인 정·기·신을 기르고 자아실현을 이루는 데 있다. 이것은 몸과 마음의 꾸준한 단련을 통해서 가능하다. 따라서 수련자는 일상의 여러 가지 부딪힘 속에서도 흔들리지 않는 부동심과 평정심을 가져야 한다. 작은 일에도 쉽게 흔들리는 이유는 마음의 중심을 잡아 줄 만한, 인생의 목표와 진리에 대한 신념이 없기 때문이다. 수련자는 이러한 점을 깊이 인지하고 큰 뜻을 세워 일심으로 수련에 임하는 자세가 필요하다.

정신통일

수련의 효과는 얼마나 집중을 잘할 수 있느냐에 달려 있다. 잡념을 물리치고 정신을 모아 몰입하는 것이 초보자들에게는 쉬운 일이 아니다. 수련 초보자들에게 가장 쉽고 효과적인 정신통일의 방법은 내관법이다. 눈을 감고 의식을 단전에 두어 마음의 눈으로 자신의 호흡을 바라보는 것이다. 오로지 들이쉬고 내쉬는 호흡에만 의식을 집중하다 보면 잡념이 사라지고 정신통일이 가능해진다.

몸과 마음의 이완

기 수련의 첫 번째 조건은 몸과 마음의 이완이다. 기운은 마음에 의해 움직이므로 마음이 긴장되어 있으면 기운의 유통 또한 제대로 이루어지지 않는다. 몸과 마음이 편안하게 이완된 상태에서 비로소 기혈순환이 원활해지고 내부 의식으로 깊게 몰입할 수 있다.

감사하는 마음

감사하는 마음은 겸허하게 무엇이든 받아들이고 기뻐하는 자세를 의미한다. 기쁨과 겸허, 열린 마음이야말로 수련자의 긴장된 몸과 마음을 가장 빨리 이완시켜 주는 열쇠다. 이러한 마음은 무엇보다도 수련의 효과를 증대시키는 데 도움이 된다. 어린아이처럼 순수하고 사심 없는 마음으로 겸손하게 임한다면 이미 수련의 절반은 이루어졌다고 할 수 있다.

자신에 대한 사랑

수련자는 우선 자신의 몸과 친해져야 한다. 자신의 신체 구석구석을 사랑하는 마음으로 관찰하고, 몸의 소리에 귀 기울여 몸과 대화를 나눌 수 있어야 한다. 수련 중에 몸에서 일어나는 변화와 반응을 살피고 지극한 정성으로 돌본다면 몸은 나의 의지와 조화를 이루게 된다. 이때 비로소 몸에 이끌리지 않고 내 뜻대로 몸을 조절할 수 있게 된다.

수련의 생활화

단학수련은 수련장에서만 하는 것이 아니다. 꾸준히 거르지 않고 일상생활 속에 습관처럼 되었을 때 빠른 진전을 보인다. 잠들기 전이나 아침에 눈을 떴을 때, 길을 걷는 중에도 아랫배에 힘을 주고 항상 의식을 단전에 두는 습관을 들인다. 마음이 내키면 한꺼번에 몰아서 수련을 하고 며칠씩 중단했다가 다시 생각나면 수련을 하는 식은 수련의 진전에 도움이 되지 않는다.

|부록| 대담 · 깨달음이란 무엇인가
내가 경험한 단학수련
단학, 나는 이렇게 생각한다

대담

깨달음이란 무엇인가

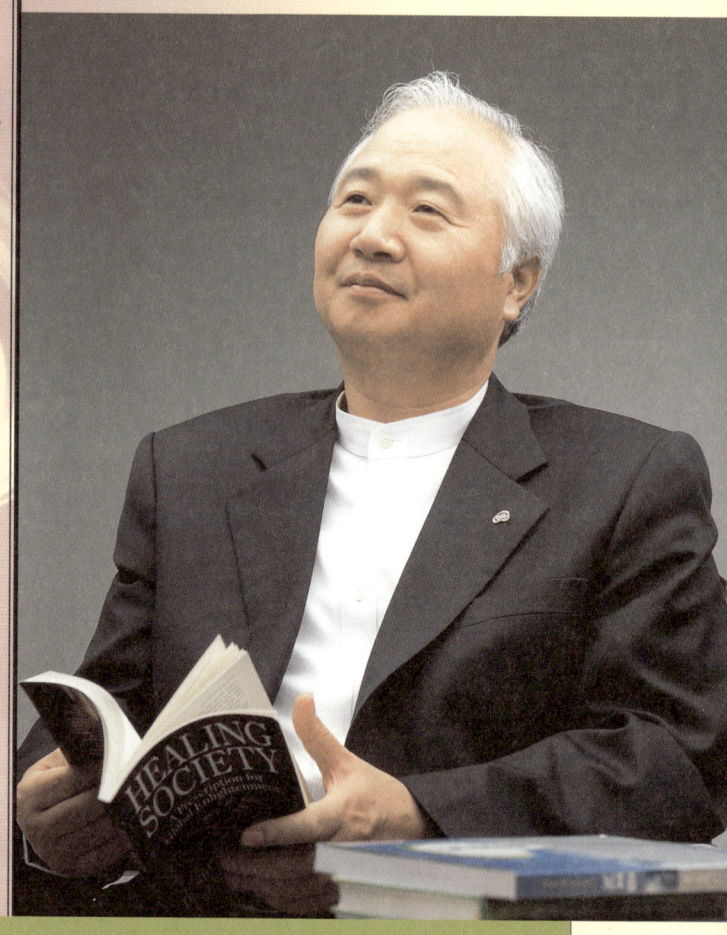

이 대담은 1999년 6월 6일 SBS〈정수복의 세상 읽기〉, 8월 25일자《한국일보》인터뷰, 8월 24일자《조선일보》에 실린 미국의 베스트셀러《신과 나눈 이야기》의 저자 닐 도널드 월시와의 대담, 그밖에 2002년까지 여러 일간지에 실렸던 인터뷰 내용과 일지 이승헌 박사의 제자 및 일반 수련생들과 나눈 이야기를 발췌해 재구성한 것이다. ─ 편집자

대담에 응해 주셔서 감사합니다. 아마 저를 비롯하여 대다수의 독자들은, 박사님이 어떻게 해서 수행의 길에 들어섰으며 어떤 깨달음을 얻었는지가 제일 궁금할 것 같습니다.

어려서부터 삶에 대한 의문이 많았습니다. 왜 사는가? 이렇게 그냥 살다 가도 되는가? 누구나 그런 의문을 한두 번씩은 품습니다만, 내 경우는 그 의문을 인생의 화두로 삼았다는 것이 다르겠지요. 나는 목숨을 걸고 그 해답을 찾았습니다. 왜냐하면 사는 것이 너무 재미없었기 때문입니다. 삶의 의미나 목적을 모른 채 사는 것은 죽음에 대한 두려움 때문에 겨우 삶을 유지하는 것이지 사는 게 아니며, 그런 삶은 비겁한 것이라고 생각했습니다. 삶에 대한 강렬한 의문 때문에 평범하게 살기 어려웠고 방황도 깊었는데, 결국 그 의문이 나를 여기까지 이끌었습니다.

깨달음을 얻으신 분들을 보면 어려서부터 남다른 데가 있었고 범상치 않은 체험을 많이 하지 않습니까? 때로는 아주 독특한 출생 과정을 겪기도 하고요. 박사님은 어떠셨습니까?

나는 지극히 평범한 어린 시절을 보냈습니다. 다만 육체에 갇혀 있는 내 의식을 자각하고 답답해하던 기억이 납니다. 몸이 하나의 껍질처럼 귀찮고 갑갑하게 느껴지던 때가 많았습니다. 나는 몸이 약하고 소심하고 겁이 많은 아이였어요. 어리고 약한 육체를 가진 나와 초자아 상태의 나를 동시에 경험하면서 혼란스러운 적도 있었습니다.

예를 들어 어른들의 잘못된 행동을 목격하면 나도 모르게 꾸짖고 야단을 치곤 했는데, 그럴 때는 어린아이가 가질 수 없는 위엄이 있어서 주위 사람들이 깜짝 놀라곤 했습니다. 때때로 내 눈에 부모님이 어리게 보여 까닭 없이 그분들이 가련하고 측은한 마음이 일어나곤 했습니다. 그러나 동시에, 아이 눈에 어른이 어려 보인다는 사실이 이상하게 느껴져서 당황했던 기억도 납니다.

열네 살이 되던 해, 내게 큰 충격을 준 사건이 발생했습니다. 더운 여름이었는데, 가기 싫다는 친구를 설득해 동네 저수지에 수영을 하러 갔다가, 친구가 물에 빠져 죽은 것입니다. 나는 친구를 잃은 충격과 죄책감으로 한 달 동안 누워서 사경을 헤맸습니다. 그 사건을 계기로 죽음에 대한 의문과 공포가 끊임없이 나를 덮쳐 왔습니다.

'인간은 언젠가는 반드시 죽게 마련인데 왜 살아가야 하는 걸까? 도대체 무엇을 위해서?'

그 사건 이후 내 인생은 암울했고, 세상사가 모두 귀찮고 허무했습니다. 고등학교 때는 얼마나 심했던지 친한 친구들을 모두 염세론자로 만들어 놓고 말았습니다.

그 당시 나를 더욱 괴롭게 했던 것은 자꾸만 선계가 눈앞에 펼쳐지는 현상이었습니다. 수업 시간에도 그런 현상은 종종 일어났고, 일상생활에 심각한 장애를 겪을 수밖에 없었습니다. 대학입시에도 몇 번이나 실패를 맛보았고, 날이 갈수록 내 삶은 피폐해졌습니다.

교직에 계시던 아버지는 큰아들에 대한 기대가 무척 크셨던 만큼 방황하는 아들의 모습에 크게 실망하셨습니다. 나중에는 '교육자로서 면목이 없다'며 정년이 얼마 남지 않은 교직 생활을 그만두시기까지 하셨지요.

그 무렵 어느 날 밤에 호랑이가 나타나 나를 향해 세 번 울음을 울고는 앞산으로 훌쩍 올라가는 꿈을 꾸고, 깜짝 놀라 잠에서 깨었습니다. 그리고는 갑자기 뇌에 감전이라도 된 것처럼 '이렇게 살아서는 절대 안 되겠다'는 자각이 번쩍 들면서, 무언가 의미 있는 일을 해 보자고 결심했습니다.

그러고 나서 바로 동네 어귀에 수십 년 간 방치되어 있던 쓰레기 더미를 치우고, 그 쓰레기를 거름 삼아 앞산에 호박 농사를 지었습니다. 동네 어귀에서 앞산까지 쓰레기를 나르느라 어깨의 살이 벗겨져도 마냥 행복하기만 했습니다. 그때 나는 살면서 처음으로 행복감이라는 것을 맛보았습니다. 그것이 내 삶에서 홍익을 실천하면서 느낀 최초의 기쁨이었습니다. 그리고 노동의 가치와 성실함이라는 삶의 자세를 깨닫게 되었습니다. 그러한 체험을 한 뒤로 내 생활은 그럭저럭 순탄했습니다. 대학을 나와 임상병리사가 되었고 결혼을 해서 두 아들을 낳았습니다. 내 인생은 보통 사람들과 별다를 바 없이 자연스럽게 흘러가는 듯 보였습니다. 하지만 내 가슴에는 여전히 풀리지 않는 삶에 대한 의문이 고여 있었습니다.

깨달음에 이르는 데 결정적인 역할을 한 스승은 없으셨습니까? 강렬한 영적 공명을 불러일으키는 스승이나 특별한 체험 없이 깨닫는다는 것은 불가능에 가깝다는 생각이 듭니다만….

나의 스승은 삶에 대한 '고민'이었습니다. 그 의문을 풀지 않으면 도저히 살아갈 수 없었기 때문에 온몸을 던져 해답을 찾았습니다. 아무도 그 의문을 풀어 주지 않았기에 홀로 깨칠 수밖에 없었습니다.

내게 스승이 있었다면, 그것은 바로 기氣입니다. 초등학교 2학년 때였습니다. 어느 겨울 아침, 어머니의 심부름으로 눈 쌓인 산을 넘어가던 길에 우연하게 기 체험을 했습니다. 무언지 모르지만, 내 주위를 감싸고 있는 편안한 기운을 느꼈습니다.

그 후 20대 말에 어느 고서점에서 책을 읽다가 마치 전기에 감전된 듯 강렬한 기운을 느꼈습니다. 그때 직관적으로 그것이 아홉 살 때 경험했던 그 느낌과 같은 것이라는 것을 알았습니다. 그 후부터 기운 속에서 기운을 타고 생활하는 삶이 시작되었습니다. 모든 것이 기운 속에서 저절로 되어 가는 것이었습니다. 만약 책을 좀 봐야겠다고 생각하면 기운이 손을 움직이고 손이 저절로 책을 집는 식이었지요. 새벽 4시에 일어나서 수련을 해야겠다고 마음을 먹으면 4시에 눈이 저절로 떠지고, 몸이 저절로 일어나서 정좌한 채 깊은 명상에 들어갔습니다.

사회 생활을 시작하고 결혼한 뒤에도 이러한 체험은 계속되었지만, 삶과 죽음에 대한 깊은 의문은 풀리지 않고 생활의 무의미함은 견디기 어려울 정도로 엄습해 왔습니다. 그러면서도 수련을 계속하여 영하 20도가 넘는 혹한 속에서 강력한 내기內氣를 터득하는 경험도 했습니다. 어떤 경전을 읽어도 막힘이 없이 그 의미가 절로 가슴에 와 닿았지만 나는 만족할 수 없었습니다. 내 삶의 목적을 아직 발견하지 못했기 때문입니다.

그러던 어느 날 명상 중에 갑자기 북두칠성이 일직선으로 내려와 정수리로 들어온 뒤 이마에서 계속 원을 그리며 돌더니 인당으로 툭 튀어나왔습니다. 그 북두칠성이 어떤 산 앞의 저수지에서 잠시 멈추었다가 산속으로 쏜살같이 들어갔는데, 그 산이 알고 보니 모악산이었습니다. 모악산에서 나는 21일 동안 먹지 않고, 자지 않고, 눕지 않으면서 나 자신을 존재의 극한, 삶과 죽음의 경계까지 몰고 갔습니다. 단지 깨어 있기 위해 마냥 걸어야 했던 때도 있었고, 소나무 한 그루를 붙들고 사흘을 서 있기도 했습니다. 졸음을 이기기 위해 벼랑 끝에 앉았다가 몇 번이나 굴러 떨어지기도 했습니다. 그 과정에서 혈관 속의 피가 강처럼 보이기도 하고 그 흐름이 시냇물 소리처럼 들리기도 했습니다. 심장의 박동이 마치 북 치는 소리처럼 들려서 맥박이 한 번 뛸 때마다 온몸이 요동치는 듯했습니다.

어느 순간 머리가 금방이라도 터져 버릴 것 같은 극심한 고통과 공포를 느꼈습니다. 머리가 터져 죽을지도 모른다는 생각이 들자 안전에 대한 강한 욕구가 나를 사로잡았습니다. 도저히 더 이상 견딜 수 없게 되었을 때, 생명에 대한 애착마저 놓아 버리고 나 자신을 온전히 하늘에 맡겼습니다. 그때 머릿속에서 엄청난 폭발음이 들렸습니다. 처음에는 머리가 날아가 버린 것으로 생각했습니다. 그런데 갑자기 모든 고통이 사라지고 큰 평화가 찾아왔습니다. 내게는 안도 밖도 없었고, 나 자신 속에서 우주를 볼 수 있었습니다. 생명의 근원으로 가는 데 방해가 되었던 수많은 감정과 정보의 막을 뚫고 본래 생명과 만날 수 있게 된 것입니다.

그때 홀연히 내 마음속에서 '나는 누구인가?'라는 물음이 떠올랐고 동시에 '나는 천지기운이다'라는 말이 흘러나왔습니다. 대자유와 환희심이 내 입에서 오도송으로 흘러나왔습니다. '천지기운 내 기운, 내 기운 천지기운, 천지마음 내 마음, 내 마음 천지마음.' 그때 깨달음의 순간에 붓다가 했다는 '천상천하 유아독존'이라는 말의 참뜻을 이해할 수 있었습니다.

사실 나는 지극히 평범한 사람입니다. 특별한 지혜를 가졌다든가 비범한 능력을 갖고 있는 사람이 아닙니다. 깨달음이란 두려움이나 공포가 없는 상황에서 자연스러운 환경과 시간이 주어지면 모든 사람이 체험할 수 있는 것입니다. 깨닫지 못하도록 방해만 하지 않는다면 깨달음은 그냥 오는 것입니다.

깨달음의 순간에 머리 속에서 일어났던 폭발의 경험에 대해 자세히 말씀해 주시겠습니까? 언젠가 그 체험으로부터 뇌호흡에 대한 기본적인 아이디어가 나왔다는 이야기를 들은 적이 있습니다.

그 폭발의 순간에 직감적으로 뇌 회로에 무언가 큰 변화가 일어났다는 것을 알았습니다. 극한 상황에서 강력한 에너지에 의해 뇌가 순간적으로 진화한 겁니다. 나는 이렇게 표현할 수밖에 없는데, 그때 제3의 뇌가 있다는 것을 느꼈습니다. 내 육체가 아닌 어느 곳에서, 어떤 힘이 나를 완전히 컨트롤하는 것을 느꼈습니다. 비유하자면 그것은 '우주의 뇌'라고 말할 수 있습니다. 우주의 뇌와 나의 뇌가 연결되었던 것입니다.

지금까지 내가 수많은 수련법을 개발했지만 결코 없는 것을 창조한 것은 아닙니다. '우주의 뇌'라는 정보 창고에서 그냥 가져오는 것입니다. 사람들은 자기 몸속에 갇혀 있기 때문에 그런 세계가 있다는 것을 모를 뿐이지요. 우리의 뇌는 우주 정보의 데이터베이스에 연결된 하나의 터미널과 같습니다. 내가 21일 동안의 수행 과정에서 겪었던 모든 것들 그리고 나의 오도송도, 나를 통해 우주가 띄우는 메시지요 정보입니다. 그래서 나는 늘 스스로를 '천지기운 전달자'라고 부릅니다.

깨닫고 난 후에는 무엇이 달라졌습니까?

21일 간의 수련을 통해서 존재의 의미에 대한 궁금증을 해결하고 나니 그때서야 비로소 깊은 잠을 잘 수 있었습니다. 진정한 평화와 안정을 얻게 된 것이지요. 오직 진리를 가리키는 하나의 손가락이 되겠다는 마음으로 호를 일지—指로 정하고 다시 외부 의식 세계로 돌아왔습니다. 처음에는 현실과 초자아와의 조율이 쉽지 않아 고생을 많이 했습니다.

거의 침묵하는 생활이 계속되었습니다. 내가 깨달음을 통해 본 세상을 표현할 말을 찾을 수 없었기 때문입니다. 존재하는 것 외엔, 침묵하는 것 외엔 달리 방법이 없었습니다. 그러나 나는 처음부터 전할 수 있고 실천할 수 있는 깨달음을 원했기 때문에 그 상태에만 머물 수는 없었습니다.

단학을 보급하기까지의 과정을 말씀해 주십시오.

나의 최고의 관심사는 내가 경험한 세계를 어떻게 하면 다른 사람들에게 가장 빨리, 가장 쉽게 그리고 널리 알려서 함께 공유할까 하는 것이었습니다. 그러나 부처나 예수가 했던 혹은 내가 했던 고통스러운 구도 과정을 통해 과연 우리 중 몇이나 깨달음에 이를 수 있을까 의문스러웠습니다. 그렇기 때문에 마음만 먹으면 누구나 깨달음에 이를 수 있도록 간단하고 쉬운 방법을 찾으려고 애썼습니다. 원래 진리는 간단한 것입니다. 껍데기일수록 복잡하고 화려해요.

나는 임상병리학을 전공했고 병원에서 상당 기간 임상병리 관련 업무를 맡았습니다. 그 과정에서 인체에 대한 해부학적·임상적 이해를 높이게 되었고 대중 건강에 관심을 갖게 되었으며, 서양 의학의 한계를 깊이 절감하기도 했습니다. 또 중학교 때 이후로 계속 무술을 수련했습니다. 기氣를 체험한 이후로는 무술 수련을 통해서 기의 깊고도 다양한 측면을 심도 있게 탐구해 볼 수 있었습니다. 그리고 삶의 의미에 대한 오랜 고민과 21일 간의 수행 과정을 통해 우주의 실체를 보았고, 인간 의식의 본질을 깨달았습니다. 단학은 이러한 모든 경험이 종합된 심신 수련법입니다. 몸으로부터 시작하여 마음을 바르게 세우고 삶의 목적과 사명, 큰 이상과 꿈을 갖게 하는 교육입니다.

나는 안양시의 한 공원에서 새벽에 운동하러 나온 사람들에게 단학 수련을 가르치기 시작했습니다. 처음 한 사람을 앞에 두고 수련을 지도하면서 "당신은 이 민족과 인류를 대표해서 내 앞에 있는 것입니다"라고 말했습니다. 점점 더 많은 사람들이 수련을 배우기 시작했고, 그들 중 몇몇을 제자로 받아들였습니다. 그것이 단학선원(현재의 단월드)의 출발입니다. 지금으로부터 15년 전에 첫 번째 단학선원이 문을 연 이래, 지금은 국내외에 360개 이상의 센터가 운영되고 있습니다.

단학은 우리 고유의 정신에서 영향을 받았다고 하는데, 구체적으로 어떤 관계가 있습니까? 특히 단군 사상과는 어떤 관련이 있는지 궁금합니다.

나는 21일 간의 수행을 통해 우주와 내가 하나임을 알았습니다. 그 후 우연히 〈천부경〉을 접했는데, 내가 깨달은 이치가 〈천부경〉 안에 고스란히 다 들어 있었습니다. 우리 민족에게는 고대로부터 기를 통해 몸과 마음을 닦는 수행법 즉 신선도가 있었고, 나의 깨달음의 과정도 바로 이 신선도와 맥을 같이 한다는 것을 알게 되었지요.

단군이 건국이념으로 내세웠던 정신은 잘 아시다시피 '홍익인간 이화세계'입니다. 약 5천 년 전 이 땅에 인간과 만물을 널리 유익하게 하자는 건국이념을 바탕으로 한 국가가 세워진 것입니다. 그것을 실현하기 위한 구체적인 수련 문화가 있었다는 사실에 나는 크게 놀랐습니다. 그 정신이야말로 대립과 경쟁 속에서 인간성을 상실해 가고 있는 인류에게 절실히 필요한 것이라고 생각했습니다. 홍익인간 정신은 민족의 정신이자 인류의 정신입니다. 그러나 나는 국수주의자가 아닙니다. 생명의 자리는 민족이나 국가를 넘어선 자리기 때문입니다. 다만 나는 한국인이고 나의 피 속에 그러한 정신이 흐르고 있으며, 나의 깨달음도 그러한 민족의 전통과 무관하지 않다는 뜻입니다.

뇌호흡을 단학수련의 정수라고 말씀하셨는데, 단학에서 특히 뇌를 강조하는 이유는 무엇입니까?

뇌 속에는 우리의 과거와 현재 그리고 미래에 대한 정보가 들어 있습니다. 인간의 가치는 뇌 속에 들어 있는 정보의 질과 양에 비례한다고 볼 수 있습니다. 그렇기 때문에 머리를 어떻게 쓰느냐에 따라 인생이 달라지고 인류의 문명이 달라질 것입니다. '머리가 좋아진다'는 말은 단순히 지식을 많이 쌓는다는 의미가 아닙니다. 우리의 감성과 지성, 의식을 좌우하는 뇌 기능 전반을 개선하는 것이지요. 그 핵심은 의식의 진화입니다. 인간의 의식이 크게 진화할 수 있는 비밀은 뇌 속에 있습니다. 정치, 종교, 경제, 문화 모든 영역에 걸쳐 있는 지구촌의 문제는 인간의 의식 진화를 통하지 않고서는, 다시 말하면 뇌의 진화를 통하지 않고서는 해결하기 어렵습니다.

그렇지만 뇌를 연구하고 활용하더라도 어떤 목적을 갖고 하느냐가 중요합니다. 뇌호흡은 인류 의식의 진화라는 명백한 목표를 가지고 있습니다. 나는 인간의 뇌를 믿고, 인간 안에 있는 아름다운 신성을 믿습니다.

수많은 종교, 수행 단체들이 깨달음에 대해 이야기합니다. 저마다 다른 길을 주장하고 때로는 자신의 길이 최고라고 말하기도 합니다. 박사님이 생각하시는 진정한 깨달음이란 어떤 것입니까?

깨달음에 가까이 가 본 사람은 누구나 그것이 진정한 인간 구원의 길이며 자유와 평화 그리고 행복의 근원이라고 말합니다. 내가 가장 중요하게 생각하는 것은, 현실에 도움을 주지 못하는 깨달음은 무의미하다는 것입니다. 또한 깨달음이 숭배의 대상이 되어서는 안 됩니다. 왜냐하면 그것은 특별한 것이 아니고 지극히 상식적인 상태이며 모든 인간에게 열려 있는 길이기 때문입니다. 진정한 깨달음이라면 현실에서 증명이 되어야 합니다. 그런데도 많은 사람들은 깨달음을 추구한다고 하면 현실을 떠나 이상만 찾는 것으로 착각합니다.

진정한 깨달음을 얻은 후에는 다시 현실로 돌아와야 합니다. 예수님도 그랬고, 부처님도 그랬습니다. 우리는 철저하게 능력 있는 생활인이 되기 위해서 수련을 합니다. 원래 도인은 도인인지 생활인인지 구별이 안 되는 게 정상입니다. 도인이 도인 같은 자리에 머물러 있으면 그 사람은 벌써 불완전한 사람입니다. 그 사람은 도라는 장막 속에 자기를 숨긴 채, 쉬고 있는 사람입니다. 현실 속에 도가 있고 도 속에 현실이 있습니다. 현실에서 증명되지 않은 깨달음은 완전한 깨달음이 아닙니다.

　나 또한 나의 깨달음이 진정한 것인지 증명하기 위해 지금도 실험을 하고 있습니다. 나는 하늘과 땅과 사람이 하나인 것을 알고, 이 정신이라면 세상의 문제를 해결할 수 있겠다는 확신이 들었습니다. 그런데 한편으로는 나의 깨달음이 진짜인지, 착각인지 어떻게 알겠는가 하는 의문이 들었습니다. 그러면 좋다, 실험을 해 보는 수밖에 없지 않겠느냐 생각한 거지요. 나의 깨달음이 진짜라면 단학의 보급이 세상을 살리는 길이 될 것입니다. 나 혼자 깨달았다고 해서 누가 그 깨달음의 세계를 인정해 주겠습니까? 깨달음이 개인적인 차원에서 머문다면 그것은 너무나 불완전한 것입니다.

미국에서 단학을 보급하시는 이유는 무엇입니까?

미국은 큰 나라입니다. 지구의 핵심적인 사회, 경제, 문화 시스템을 생산하고 있는 나라입니다. 비록 그 정신은 혼미해졌고 사회 시스템은 내부적으로 흔들리고 있지만 아직도 엄청난 잠재력을 가지고 있습니다. 또한 많은 미국인들이 물질 문명에 식상해 있으며 숨막히는 일상에 돌파구가 될 수 있는, 정신적인 무엇인가를 갈망하고 있습니다. 나는 때때로 그들의 정신적인 갈망이 한국보다 더 강렬한 것에, 또한 그들의 수련 태도가 너무도 순수하고 헌신적인 것에 감탄할 때가 있습니다. 나는 한국을 단학 정신의 탄생지로, 미국을 그것을 전 세계에 보급할 일종의 파이프 라인으로 생각합니다.

몇 년 전부터 율려를 강조하시는 걸로 알고 있는데, 율려란 무엇이며 어떻게 해야 그 율려를 느낄 수 있습니까?

율려는 '몸'이 완전히 사라져 아무것도 없는 상태, 물질 세계가 사라져 버린 상태입니다. 완전한 진공 상태가 되기 때문에 몸은 사라지고 남은 것은 허공밖에 없게 됩니다. 그때 대자유를 느낄 수 있습니다. 그때 큰 우주의 율려가 몸 안에서 돌기 시작합니다. 율려 속에서는 내 몸이 지구가 되고 우주가 됩니다. 육체는 그 상태에 들어가는 데 장애가 됩니다. 몸이 사라졌을 때 '아, 내 몸은 내가 아니라 내 것이로구나. 내가 지구이고 우주로구나' 이렇게 깨닫게 됩니다. 그 상태에서의 환희심이란 이루 말할 수 없습니다.

내 몸이 사라져 버리는 것을 체험하면 죽음이 두렵지 않습니다. '내가 죽어도 결국 이 우주는 존재하는구나' 하는 것을 알게 됩니다. 그때 지구가 사랑스러운 별 하나라는 것을 알게 되고, 지구를 손에 쥐었다 놨다 할 정도가 됩니다. 율려 속에서 '나'라는 자아는 엄청나게 커져 우주 의식을 깨닫게 되고, 이때 모든 것을 창조하고 재생시키는 에너지의 근원을 만나게 되는 것입니다.

그러한 의식 세계에서 시가 나오고, 노래가 나옵니다. 저절로 시상이 떠오르고 가락이 나옵니다. 그것이 천지마음이고 창조주의 마음입니다. '이것이 창조주의 마음이구나. 이런 창조주의 마음자리에서 별도, 자연도, 인간도 탄생한 것이로구나' 하고 창조주의 마음을 훔쳐볼 수 있는 것입니다.

율려는 종교가 있기 이전에, 태초부터 존재했던 것입니다. 종교가 있기 전에 인류에게는 춤이 있었고 노래가 있었습니다. 그것이 틀을 갖추면서 종교가 되었고 문화가 되었습니다. 나는 지구상의 수많은 종교와 깨달음에 이르는 사상과 정신, 문화를 모두 포용할 수 있는 단어가 바로 율려라고 생각합니다. 종교 자체에 머물러 있으면 서로 대립할 수밖에 없습니다. 인류는 종교에서 벗어나 생명 에너지의 근원인 율려의 세계로 나아가야 합니다. 율려 속에 있으면 구원에 대한 갈망과 욕망도 더 이상 생기지 않을 것입니다. 깨달음에 대한 갈망과 영생하겠다는 소망도 없어질 것입니다. 소유하겠다는 집착도 사라지고, 다만 주어진 것을 이용하고 활용하겠다는 개념으로 바뀔 것입니다. 경쟁을 통한 가치 추구에서, 조화와 화합과 창조를 향한 가치 추구로 바뀔 것입니다. 그렇게 하려면 한 사람만 깨달아서는 안 됩니다. 전 세계 사람들의 의식이 다 깨어나야 합니다.

나는 이 율려운동을 일부의 지지와 호응을 얻는 종교나 철학이 아닌,

전 세계인이 공감할 수 있는 운동으로 전개해 나가려 합니다. 그것은 두뇌 과학을 심신수련법과 접목한 뇌호흡을 통해 창조성을 개발하고 인간 의식을 고양하는 방법이 될 것입니다. 웃고, 춤추고, 노래하면서 혼을 살리는 가운데 과학, 예술, 스포츠, 심신수련법이 결합된 독특한 방법이 될 것입니다.

단학수련을 하는 대부분의 사람은 가정과 직장 등 평범한 일상생활과 수련을 병행하고 있습니다. 이 둘을 어떻게 조화시켜야 합니까? 또한 저는 저 자신의 수련이 사회를 개선하는 데 도움이 되기를 바라고 있습니다. 개인의 수련과 사회적 공헌이라는 이 두 가지를 어떻게 조화시켜야 합니까?

나는 한때 일상의 무의미함에 괴로워했고 궁극적이고 영원한 진리를 찾기 위해 일상의 삶을 부정하기도 했습니다. 그러나 결국은 다시 그 일상으로 돌아왔습니다. 그러나 내가 돌아온 일상은 똑같이 밥 먹고, 일하고, 사람을 만나는 것이지만 그것을 바라보는 나의 의식이 바뀌었습니다. 깨달음은 개인적인 경험에 머물러서는 안 되며 수행은 무엇보다 '지금 여기'의 삶에 충실하기 위해 필요한 것입니다.

개인의 건강과 전체의 건강은 공전과 자전의 원리에 비유할 수 있습니다. 자전의 건강이 공전의 건강을 향해서 나아갈 때 전체는 건강하게 됩니다. 인간의 정신도 전체와 조화를 이루지 못함으로써 자기 중심적이 되었습니다. 가치관의 중심이 자신에서 전체로 이동할 때만이 전체

건강은 회복될 수 있습니다. 자신과 전체를 하나로 볼 수 있는 눈, 너와 나를 하나로 볼 수 있는 눈을 가져야 합니다.

그런데 대부분의 사람들은 자신의 욕망을 자신의 전부로 착각해 욕망을 위한 삶을 살고 있습니다. 참자아를 발견하고 그 참자아를 위해서 산다면 이기주의자가 될 수 없습니다. 그 이치를 알게 되면 누구나 이기적으로 살아도 전체를 돕는 것이 됩니다. 그래서 참자아를 깨닫는 길이 바로 내가 건강해지는 길이요, 전체가 건강해지는 길입니다. 진정으로 참자아를 찾은 사람은 자연스럽게 그의 수행 결과가 사회적인 차원으로 승화될 수밖에 없는 것입니다.

그리고 수행은 수련장에서만 하는 것이 아닙니다. 일상적인 것이 되어야 합니다. 우리는 수행을 하기 위해 이 세상에 왔습니다. 이 세상은 깨달음의 수련장입니다. 나에게 주어진 육체와 인간관계, 나의 성격 그리고 모든 환경, 이것은 의식의 성장을 위해 하늘이 우리에게 준 숙제입니다.

많은 사람이 외롭다, 심심하다는 이야기를 합니다. 그러나 수행하는 사람은 외로울 수 없어요. 혼자 있을 때 수행을 통해 몸을 운기시키고, 누군가와 함께 있을 때는 그 사람과 교류하면서 운기運氣하면 됩니다. 혼자 있을 때는 천지와 교류하고, 함께 있을 때는 인간관계를 잘하는 것이 진정한 수행입니다. 정말로 기를 터득한 사람은 혼자가 아닙니다. 그에게는 항상 하늘이 있고 땅이 있습니다. 나는 많은 사람들이 일상 속에서 수행의 기쁨을 느꼈으면 합니다.

21세기를 신명神明시대라고 말씀하신 이유는 무엇입니까?

지금 우리가 살고 있는 이 시기는 굉장히 중요합니다. 단학을 처음 보급하던 1980년대 초반까지만 해도 사람들의 관심은 건강에만 집중되어 있었습니다. 정신적이고 영적인 이야기를 하면 종교가 아닌가 고개를 갸웃하는 사람이 많았고, 그런 이야기를 해도 알아듣는 사람이 드물었습니다. 그런데 요즘 나는 격세지감을 느끼고 있어요. 사람들은 이제 물질의 풍요 못지 않게 내면의 안정과 정신적인 풍요를 찾기 시작했습니다. 이것은 세계적인 추세입니다. 이제 정신 문명 시대가 시작되고 있는 것입니다.

지구 문명의 위기는 인류가 전체적인 시각을 갖지 않으면 안 되도록 이끌어 가고 있습니다. 이제 깨달음은 특정한 사람의 전유물이 아닙니다. 평범한 사람들이 깨닫지 않으면 지구가 끝장날 판이니까 모두 다 도인이 될 생각을 하지 않으면 안 됩니다. 그것만이 인류의 생존을 보장할 유일한 방법이기 때문에 인류는 그렇게 나아갈 수밖에 없습니다.

진정한 인류 문제의 해결이 가능합니까? 21세기 인류가 가야 할 길에 대해 말씀해 주십시오.

인류 문제의 해결은 개개인이 각자 정신적으로 성숙하고 완성된 깨달음의 시대, 평화의 시대, 대조화와 화합의 시대를 여는 것으로 가능할 것입니다. 그러기 위해서는 우리의 뇌에 저장된 잘못된 정보들, 관념들을 정화시켜야 합니다. 인류의 대립은 사람이 싸우는 게 아니라 여러 가지 정보들이 싸우는 것입니다. 우리에게는 강력한 관념에 대한 정화 장치가, 정보를 정화하려는 노력이 필요합니다. 정보나 관념의 노예로 전락하지 않고, 새로운 생명의 지평을 함께 바라보고 깨달음을 통한 큰 상생을 추구하는 사회의 건설, 이것이 21세기 인류의 사명입니다.

나는 단학이 그 과정으로 가는 하나의 사다리 역할을 할 수 있다고 확신합니다. 열 번의 기도보다는 한 번의 계획이 필요하고, 열 번의 계획보다는 한 번의 실천이 아쉬운 때입니다. 우리가 기도하는 목적은 좋은 계획을 세우기 위해서고, 계획을 세우는 목적은 실패하지 않는 실천을 하기 위해서입니다. 우리는 그동안 너무 많은 세월을 기도만 하며 보냈습니다. 지금은 기도하고 기다리는 사람이 필요한 시대가 아닙니다. 치밀한 계획을 세우고, 그것을 실천하고, 새로운 세계를 창조해야 하는 신인류가 나와야 할 때입니다.

지난 2001년 6월 서울에서 앨 고어 미국 전 부통령을 비롯, 세계적 석학과 환경운동가들이 참석한 가운데 '제1회 휴머니티 컨퍼런스 - 지구인 선언대회'가 개최된 바 있습니다. 박사님께서는 대회장으로서 지구인운동과 평화운동의 필요성을 강조하셨고, 이 대회에서 발의된 내용을 기초로 2002년 4월에는 '세계 지구인연합회'가 발족된 걸로 압니다. 세계 지구인연합회가 하는 일은 어떤 것이며 지구인운동이 왜 필요한지, 그리고 이러한 평화운동이 어떻게 지구적 호응을 얻을 수 있는지에 대해 말

씀해 주시면 감사하겠습니다.

세계 지구인연합회는 전 세계에 지구인 정신을 알리는 일을 하게 될 것입니다. 지구인 정신이란 '하늘과 땅과 사람은 하나' 라는 천지인 사상에서 출발하는 것으로 종교와 국가, 인종을 넘어설 수 있는 사상입니다.

종교인과 정신지도자들이 평화를 말하지만 그 기준이 저마다 달라 '평화' 끼리 대립하는 상황이 벌어지고 있습니다. 미국에서 일어난 9.11 테러로 우리는 종교가 갖는 한계를 절감했습니다. 종교의 '영적 이기주의' 를 가지고 평화를 얘기할 수 없다는 것입니다. 서로의 신을 지키기 위해 평화를 위협하는 모순이 일어나고 있습니다. 그것은 민족과 민족, 국가와 국가 간에도 마찬가지입니다. 그 어떤 집단 이기주의로도 평화를 실현할 수 없습니다.

나는 그에 대한 새 대안으로 '지구인' 이라는 개념에 바탕을 둔 평화운동인 지구인운동을 제안한 것입니다.

나는 무엇보다도 지구를 중심으로 삼은 평화철학의 정립이 긴요하다고 생각했습니다. 그래서 정치, 경제, 종교 등 각 학문 영역의 중심에 평화를 두고, 학문의 방향을 모색해 나가기 위한 〈숨쉬는 평화학〉이란 책을 펴내었습니다. 지구인철학과 지구인 정신을 토대로 지구와 인류의 평화를 회복하기 위한 다양한 방안과 연대를 모색해 나가야 한다는 것이지요. 지구인운동과 평화운동은 결국 지구와 평화를 중심에 놓자는 선언입니다. 이를 위해서는 국가와 종교, 집단 등의 테두리를 넘어 똑같은 지구인이라는 연대의식을 가져야 한다는 것입니다.

조화와 상생이 바탕이 되는 평화철학에 서구의 지식인들이 공감하기 시작했습니다. 나는 홍익인간과 천지인 사상을 전파하는 지구인정신, 평화운동이 지금 이 시점 바로 한국에서 시작된다는 점에 큰 의미를 둡니다. 우리 나라는 자본주의와 사회주의가 대립하는 최후의 냉전 지역입니다. 또 종교의 백화점입니다. 때문에 한반도는 이를 용광로처럼 융화시킬 수 있는 상징적 지역이기도 합니다.

이미 많은 지구인들이 지구인 선언을 했고 서명을 통해 동참하고 있습니다. 지구인운동은 막연하고 관념적으로 평화에 대해 이야기하는 운동이 아닙니다. 구체적인 숫자와 비전을 세워 2010년까지 지구인철학을 가진 1억 명의 지구인 연대를 탄생시키기로 했습니다. 그것이 바로 지구인연합체(SUN)가 될 것이고 이를 통해 지구에 진정한 평화가 뿌리내릴 수 있으리라 생각합니다.

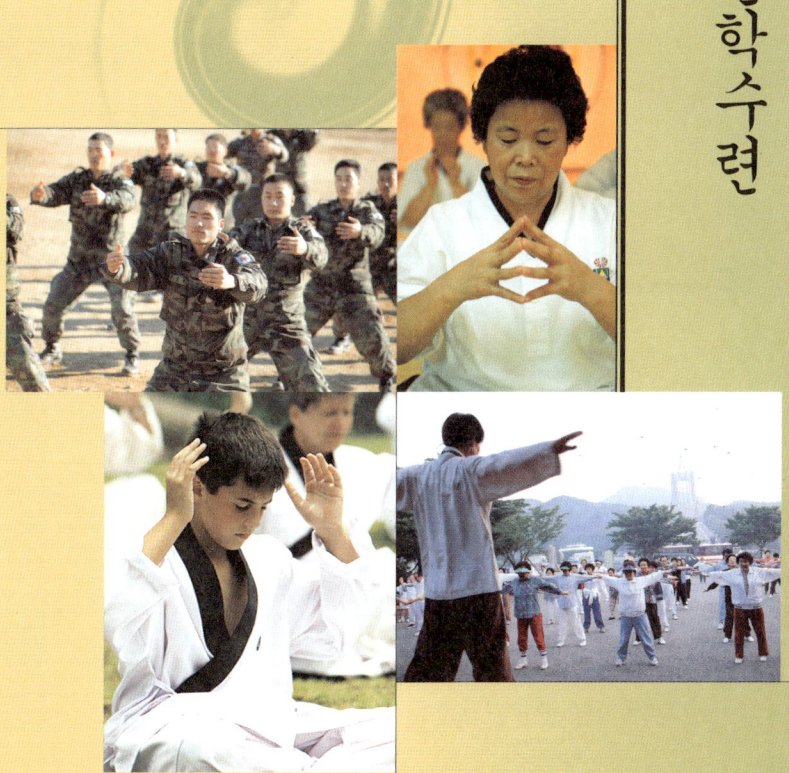

내가 경험한 단학수련

아, 지금 내가 두 발로 뛰고 있다니…

용환욱 | 한국관광공사 해외진흥본부 마케팅 지원처 편찬팀장

나는 초등학교 2학년 때부터 무릎 관절이 아파서 학교를 제대로 다니지 못하고 검정고시로 고등학교에 들어갔다. 내 나이 서른둘에 정형외과 의사는 마흔이 넘으면 퇴행성 관절염으로 관절을 못 쓰게 될 것이라는 폭탄선언을 했다. 그때부터 나는 관절을 보호해야 한다는 강박관념 속에서 살았다. 다행히 마흔이 넘었지만 아직 관절을 못 쓰게 되지는 않았다.

회사에서 정기 건강 검진을 했을 때 의사는 별다른 이상은 없지만 운동을 너무 안 해서 문제니 제발 무슨 운동이든지 좀 하라고 권했다. 나는 관절염 때문에 운동이나 스포츠와는 거리가 멀었고, 몸이 허약하고 위장도 약했다. 소화불량으로 너무 괴로울 때는 위를 끄집어내 맑은 물에 깨끗이 씻어서 다시 집어넣는다면 얼마나 개운할까 하는 생각도 여러 번 했다. 한의원에 가서 위장에 좋은 약이 없냐고 한의사에게 이것저것 캐묻는데, 단전호흡을 해서 위가 좋아진 사람의 이야기를 들려주었다. 그 길로 동네에 있는 단학수련원을 찾았다. 다리가 성치 않은 나에게 도인체조 등 단학수련은 무리가 되지 않아 좋았다. 몸의 건강뿐만 아니라 성격 개조 등 정신 건강에도 좋다는 점이 마음에 들었다. 그때가

1996년 7월이었다.

　석 달쯤 수련을 하고 특별수련에 참가했을 때 처음으로 기를 느꼈다. 수련을 지도하시는 분이 50여 명의 수련생들에게 기운을 보내 주는데, 양팔이 저절로 벌어지더니 마치 카메라 조리개가 차르륵 열리는 것처럼 가슴 한가운데서 벅찬 감동이 밀려왔다. 기운이 어떻게 공간을 타고 이렇게 올 수 있는 것일까?

　단학수련의 꽃이라는 자아발견 심성수련을 받을 때 또 한 번 가슴의 조리개가 차르륵 열리면서 눈물이 쏟아지는 체험을 했다. 가슴속 깊은 곳의 참나를 찾아 몰입해 가는데, 기운이 발에서부터 다리를 타고 올라와 양팔까지 마구 흔들렸다. 내 일생 처음으로 벅차오르는 울음을 주체할 수 없었다. 눈물이 흐르고 또 흘렀다.

　다음날 새벽에 평소처럼 수련을 하기 위해 선원으로 가는데 이게 웬일인가. 내가 저절로 달음박질을 하고 있는 것이 아닌가! 관절염 탓에 나는 수십 년을 뛰어 보지 못했다. 그런데 내가 지금 뛰고 있다니…. 두 눈에 눈물을 흘리면서 계속 뛰었다. 아직 어두운 하늘에 지금 막 떠오른 노란 해가 나를 내려다보고 있었다.

　수련으로 좋아진 건강에 대해 얘기하자면 한두 가지가 아니다. 우선 평생 끌어안고 살 뻔했던 위장의 문제가 해결됐다. 예전에는 방금 밥을 먹고도 배고프다는 사람의 말을 들을 때 어떻게 그럴 수가 있을까 했는데, 이제는 나도 그런 기분을 안다.

　수련을 시작한 그해 겨울에는 감기 한 번 걸리지 않았다. 건강 검진을 받을 때마다 높게 나타나던 콜레스테롤 수치도 정상으로 돌아왔다. 지방간이 염려되던 기록이 사라지고 아무 이상이 없다는 검진 결과를 받았을 때, 검진이 잘못된 건 아닐까 하는 의심이 들 정도였다.

출퇴근 때도 지하철 계단을 두 계단씩 뛰어오른다. 전에는 걸어 올라가도 숨이 찼는데 이제는 뛰어올라도 숨이 전혀 가쁘지 않으니 신기하다. 예전에는 회사에서 산행을 하면 관절에 무리를 주지 않으면서 뒤쳐지지 않으려고 신경을 쓴 탓에 그 다음날부터 며칠 동안 몸살을 앓아야 했다. 그런데 수련을 시작한 지 1년이 넘은 지금, 직원들과 등산을 하면 남들은 기진맥진하는데 나는 보란 듯이 가파른 언덕을 가볍게 뛰어 올라간다. 다들 놀라면서 내가 아주 노련한 등산가인 줄 안다. 오랫동안 왼쪽 무릎이 아팠던 것이 성격 형성에도 영향을 미쳤다. 나는 내성적인 성격에다 이기적인 성향이 있어 사람을 사귈 줄 몰랐다. 그런데 심성수련을 받고 난 후 낯선 사람에게 나를 숨김없이 드러내 보이며 마음을 열었더니 상대방도 친한 친구처럼 호감을 보이는 것이 아닌가. 나는 지금까지 모르고 살았다. 내가 어떻게 하느냐에 따라 상대방의 반응도 달라진다는 것을···.

어느 날 아침에는 차를 몰고 출근하는데 라디오에서 흘러나오는 클래식 음악이 아주 감미롭게 들렸다. 나는 클래식 음악을 들을 줄 몰라서 클래식 음악을 감상하는 사람을 은근히 부러워하곤 했다. 그런데 이렇게 음악 소리가 좋게 들리다니···. 그때 나는 '심성수련의 효과가 바로 이런 것이구나' 하고 느꼈다. 이전에 알았던 모든 것이 새롭고 감사하게 다가왔다. 하늘과 구름이 저렇게 아름다웠던가! 전에는 어린아이를 별로 좋아하지 않았는데 지금은 아기의 얼굴, 노는 모습이 참 사랑스럽게 느껴진다. 책을 보는데 조그만 날벌레가 책 위에 날아와 앉았다. 예전 같으면 무심코 탁 쳐서 없애 버렸겠지만 지금은 그 작은 미물을 들여다보면서 생명의 근원을 생각한다.

잠에 대한 애착이 그렇게 많던 내가 새벽잠 안 자고 매일 동네 약수터로 달려가 사람들 앞에서 체조를 가르친다는 것은 1년 전의 나로서는 도저히 상상할 수 없는 일이었다. 넓지 않은 공원 공터에 사람들이 정말 열심히들 나왔다. 59명의 주소와 전화번호를 담은 명단을 나누어 주고 '성래 한마음 체조회'를 결성했다. 돌이켜 보니 지난 8개월 동안 공원에서 도인체조를 가르치던 내 모습이 대견스럽게 느껴져 스스로에게 박수를 보내며 눈물이 글썽여진다.

체조회의 한 아주머니는 나에게 가슴속 얘기를 털어놓기도 했다. 그 아주머니는 공원 체조를 나오기 전까지만 해도 우울증에 시달리며 자살을 생각하던 사람이라고 했다. 그러던 어느 날, 이른 아침 공원에 왔더니 사람들이 활기 차게 체조를 하고 있기에 따라 하다 보니 죽고 싶던 생각이 절로 사라졌다는 것이다. 내가 정말 한 사람의 목숨을 살렸단 말인가? 이 간단한 체조가 사람들의 마음까지 이렇게 변화시켰단 말인가?

단학 강사가 되어 내가 얻은 보람은 과분할 정도로 큰 것이었다. 내가 근무하는 직장에 태국TV 촬영팀이 왔을 때 마침 나에게 안내가 맡겨졌다. 나는 한국 고유의 전통 심신수련법인 단학을 한국 관광 취재 대상으로 정했다. 태국 여성 리포터가 도복을 입고 수련하는 모습을 촬영하고, 다음날 새벽에는 근처에 있는 효창공원에서 80여 명의 시민들이 도인체조를 하는 장면을 촬영하였다. 태국인 PD에게 지감수련을 시켰더니 기가 느껴진다면서 감탄했다.

나는 우리 회사에도 직장 단학수련장을 개설했으면 하고 생각했다. 그래서 평소에 잘 사용하지 않던 강당에 장판을 깔고 수련장을 만들었다. 회사 직원들이 수련 후에 효과가 좋다고 하면서 단학수련을 할 수 있는 기회를 만들어 준 나에게 고마워한다.

하늘이 나에게 많은 복을 내리신 것 같다. 건강을 회복하고 본성을 되찾으니 세상이 얼마나 아름답게 다가오는지…. 단학은 세계인이 감탄하는 우리 선조들의 소중한 유산인데, 정작 주인인 우리는 그 귀함을 제대로 모르고 있는 것 같다. 나는 내가 만나는 모든 이들에게 한국인으로 살면서 우리 민족의 전통 수련법인 단학수련을 하지 않으면 굴러 온 복을 발로 차 버리는 것과 다름없다고 말하곤 한다.

직관으로 밀어붙인 한국형 아파트 개발

이성연 | 삼성물산 주택개발부문 차장

단학과의 첫 만남은 내가 근무하는 직장에서 임직원을 대상으로 한 생활문화센터 강좌의 하나로 단학수련이 개설되면서부터였다. 단전호흡이 건강에 좋다는 주변의 말을 듣고 수련을 시작했지만, 사실 내 마음 깊은 곳에서는 정신적인 것에 대한 갈증이 더 깊었다.

예전부터 나는 건강한 육체와 건전한 정신으로 무장하고 있지 않으면 남들과 별로 다를 것 없는 삶을 살 수밖에 없다는 조급한 마음을 늘 지니고 있었다. 그래서 나름대로 검도나 등산을 하면서 몸과 마음을 단련하는 데 열심이었다. 하지만 그것으로는 내가 원하는 정신적인 충만함을 채울 수가 없었다. 그러던 차에 접하게 된 단학의 원리와 큰 뜻은 그동안의 내 목마름을 말끔히 해갈해 주는 것이었다.

진정한 내 삶의 목적을 깨달았던 순간의 흥분을 아직도 나는 잊을 수가 없다. 혼의 성장을 위해 살아갈 때 우리의 삶은 진정 가치가 있다는 사실을 알았을 때, 태어나서 처음으로 내 삶의 목적이 명확히 정리되는 느낌을 받았다. 뿌리를 모르고 잎과 열매만을 키우려 했기 때문에 느낄 수밖에 없었던 공허함과 조급함의 실체를 비로소 알게 되었던 것이다.

그때부터 단학과 관련된 책들을 섭렵하다시피 했고 혼의 성장을 위해 살아야겠다는 내 삶의 기준을 더욱 확고히 다졌다. 신통하게도 책을 통해 접하는 단학의 원리가 조금도 낯설거나 의심이 가지 않았다. 심지어는 남들이 아주 특별하고 신기하게 생각하는 크고 작은 기적같은 체험들마저도 당연하고 자연스럽게 받아들여졌다. 그래서 오히려 그런 현상엔 연연하지 않았던 것 같다.

마치 기다려 왔던 것처럼 단학을 알아 가는 하루하루가 경이로웠다. 내 안에 이런 세계가 정말 존재하고 있었던가? 내 안에서 진실로 표현되길 바라던 소중한 내면과의 만남, 가슴이 뜨거워지도록 환희로우면서도 고요히 나 자신을 지켜볼 수 있는 나날들이었다. 말로만 듣던 마음의 평화란 이런 것임을 비로소 알 수 있었다.

자신의 삶에 있어서 뚜렷한 목표를 알게 되었을 때 우리는 얼마나 놀라운 변신을 하게 되는 것일까? 아주 작게는 나의 표정에서부터 변화가 왔다. 그때까지 내가 다소 심각한 표정의 소유자라는 것조차 알지 못했는데, 주위 사람들이 내 표정이 부드러워졌다고 감탄했다.

또 하나, 수련이 깊어지면서 업무 처리 과정에서도 예기치 않게 직관의 도움을 많이 받았다. 내가 한국형 아파트 모델 개발에 착수한 것은 1995년 초, 단학수련을 시작한 시기도 그해 봄이었다. 나는 단학을 만나기 전부터 한국적인 것에 대해 많은 관심을 갖고 있었다. 그런 내게 단학수련을 통해 얻게 된 몸과 마음의 변화는 우리 것, 우리 정신에 대한 확고한 믿음과 자긍심을 심어 주기에 충분했다. 수련을 하면서 의식의 폭이 넓어지고 시야가 확대되면서 우리 것에 대한 애정이 단순히 감상적인 애국주의나 편협한 국수주의에 머물지 않았다. 5천 년의 역사 속에, 그 긴 세월 동안 축적된 우리 정신과 문화가 내 안에 흐르고 있다는 깨달음은, 나에게 우리 문화를 개발하여 세계에 알려 보자는 용기와 확신으로 이어졌다.

그 누구도 감히 시도해 보지 못했던 작업이기에 신중에 신중을 기해야 했고, 들여야 했던 노력과 시간도 적잖았다. 아직은 아파트에 한국적인 정서를 도입하는 것이 시기상조라는 우려도 컸다. 그러나 나에게는 분명 해낼 수 있다는 확신이 있었다. 단학수련이 단순히 몸이나 건강하게 만들고 단전호흡이나 잘해 보자는 수련이었다면 내가 이러한 개발 사업을 하는 동안 가졌던 자긍심과 직관의 원동력을 과연 어디서 찾을 수 있었을까?

단학수련을 통해 내가 배운 것은 하늘과 땅과 인간의 조화로움, 서로 살려 주는 상생의 삶을 통한 자아실현이었다. 놀랍게도 단학에서 추구하는 이러한 원리가 한국의 전통 가옥에도 고스란히 담겨 있었다. 전통 가옥의 형태에 담긴 의미를 공부하면서 우리 조상들이 문살 하나, 창틀 하나에도 인간 존중의 정신과 천지 자연과의 조화를 담았다는 것을 알게 되었다. 건설회사에 다니면서 주택 부문의 신상품을 기획하고 있던 나에게는 예사롭지 않은 충격이었다. 바로 이것이다. 가장 한국적인 것으로 가장 세계적인 것을 만들 수 있겠구나.

한국인의 혼이 담긴 아파트를 개발하기까지 1년 3개월 동안 숱한 어려움과 난관이 있었다. 그러나 늘 나를 흔들림 없이 지켜 준 것은 가슴속에 새긴 우리 정신에 대한 믿음과 꾸준히 수련을 해 오면서 길러 온 평정심과 직관력이었다. 진실로 큰 뜻으로 일을 할 때 사람들은 그것을 알아보는 것 같다. 내가 단학수련을 하며 거기에 담긴 큰 뜻에 감동받았듯이 우리가 선보인 한국형 아파트 또한 사람들에게 좋은 반응을 얻을 수 있었다. 단학에서 말하는 혼의 기쁨이란 바로 이런 것이 아닐까? 널리 인간을 이롭게 하는 일에 내가 일조했다는 뿌듯함, 우리 선조들이 문고리 하나를 만들 때도 뜻을 새기고 혼을 담아 만들었던 까닭을 비로소 알 것 같다. 이 모든 것의 밑바탕엔 인간에 대한 큰 사랑이 깔려 있는 것이다.

　단학수련을 하면서 내가 얻은 것은 참으로 단순한 것이다. 항상 기쁜 마음으로 살아가려는 삶의 태도, 바로 그것이다. 내 안에 기쁨이 넘쳐날 때 그 기쁨을 주변과 나누지 않고는 배길 수 없다는 사실을 몸소 체험했다. 이렇게 좋은 수련을 나 혼자만 알고 지낼 수 없다는 생각에 가족과 친구, 친지들에게 수련을 알리게 되었다. 나에게는 이처럼 사람들과 더불어 기뻐할 수 있다는 것이 수련을 하면서 일어나는 기 체험보다도 훨씬 큰 공부였고 수확이었다. 처음에는 단지 사내 문화 강좌의 하나로 시작되었던 단학수련이 점점 호응을 얻어 가면서 동호회라는 모임으로 자리를 굳히게 된 것도, 이 수련이 혼자서 만족하며 하는 것이 아니라 함께 기쁨을 나누는 수련이기 때문일 것이다. 단학수련 동호회의 회장을 맡으면서 직장 동료들과 함께 즐겁게 일할 수 있는 분위기가 나는 더없이 좋았다. 동료들과 함께 수련을 하면서 일과 수련이 결국은 서로 조화를 이루며 하나로 녹아드는 것임을 알았다. 우리 선조들은 일을 하는 과정 속에 이런 심성들을 담아냈을 것이다. 그렇지 않고서야 그처럼 아름답고 조화로운 건축물이 탄생할 수 없었을 것이다.

한국형 아파트 개발과 함께 나는 더 큰 용기와 확신을 얻었다. 이제 많은 사람들이 '우리 것'의 소중함과 그 진가를 자각하기 시작했음을 피부로 느낀다. 하늘, 땅, 사람이 조화롭게 살아가는 세상, 참다운 세계화란 우리가 갖고 있는 이런 정신문화를 세계적인 것으로 거듭날 수 있도록 하는 것이 아닐까.

나를 살리기 위해 찾아온 암세포

최란숙 | 주부

유방암 3기 선고를 받았다. 조금만 늦었어도 골수로 번져 손을 쓸 수 없게 되었을지도 모른다고 했다. 가슴에서 시작해 임파선을 타고 겨드랑이 림프절을 속속들이 장악한 암세포는 조직이 너무 넓게 번져 수술마저도 위험한 상태였다. 담당의사는 세 번쯤 항암주사를 맞고 경과를 봐서 수술을 하자고 했다.

청주에서 서울을 오가며 항암 치료를 시작했다. 항암주사를 맞은 후, 온몸에 오한이 든 듯 심하게 떨리는 증상이 계속되고, 무엇 하나 입에 대지 못한 채 비닐봉지를 턱 밑에 받치고 살면서 쉴 새 없이 토해댔다. 기운이 너무 없어 영양주사를 맞다 보니 구토 증세만 심해져서 그것도 그만뒀다. 가슴의 통증은 마치 드릴로 생살을 뚫는 듯 깊고도 아찔해서, 통증이 시작되면 가슴을 움켜잡고 숨도 쉴 수가 없었.

'이대로 죽으면 어쩌지? 아니야, 죽지는 않을 거야.'

두 가지 생각이 끊임없이 교차했다. 아이들 생각에 눈물 흘리고, 살아온 세월들이 눈앞을 지나가는 시기에 단학수련을 알게 됐다.

누운 자세에서 양다리를 하늘로 쭉 뻗어 발끝을 몸으로 당긴 채 자세를 유지하는 행공수련을 하게 되었다. 수직으로 뻗어 올린 다리를 유지하느라 허리 뒤쪽이 말도 못하게 당기고, 쫙 편 채 유지해야 하는 오금은 자꾸만 오그라들어 1분도 버티기 힘들었다. 이를 악물고 그 상태로 버티는데 진동이 오기 시작했다. 내가 어찌 할 수 없을 정도로 온몸이 심하게 떨리는 체험을 15분 정도 지속하면서 고통 속에서도 암세포가 떨어져 나가는구나 하는 확신이 들었다.

그때부터 아침에 한 번 저녁에 한 번, 하루 두 번씩 수련했다. 그리고 혼자 남아 행공수련을 계속하기로 마음먹었다. 나하고 타협하지 말자는 마음을 다지기 위해 행공수련만한 것이 없었고, 행공과 진동으로 나의 세포가 바뀐다는 확신이 있었다. 이를 악물고 하니 행공시간이 조금씩 늘어나고 마침내 그 자세로 1시간은 거뜬히 버틸 수 있게 되었다. 밤이면 '내 세포는 지금 싱싱하게 살아나고 있다'고 300번이고 400번이고 종이 몇 장을 빽빽이 채우면서 써 내려갔다.

수련을 시작한 지 보름만에 심성수련을 받게 되었다. '마음이 가는 곳에 기가 있다'는 심기혈정의 원리를 마음에 새기며 전력투구하던 어느 순간 갑자기 이런 깨달음이 왔다.

'아! 암세포가 나를 살리려고 왔구나. 아픔을 통해서 살아온 시간을 돌아보라고, 나의 집착과 습을 벗어 버리라고.'

지금 와서 돌아보니 더욱 확실하게 말할 수 있다. 내 병은 그때 나았다. 심성수련으로 수술을 받지 않고도 나을 수 있다는 확신을 얻었으나 펄쩍 뛰며 만류하는 의사를 완전히 거역할 수는 없었다. 가슴을 열어 보고 의사가 놀라워했다는 후문은 나중에야 들었다. 오른쪽 가슴에서 겨드랑이까지 빽빽이 들어찼던 암세포 열 줄기가 다 사라지고, 1cm 크기의 작은 세포 하나만 남아 있더라는 것이다.

수술 후에도 유난히 회복이 빨랐다. 퇴원하자마자 수련장에 들어갔는데 수술한 오른쪽 겨드랑이를 중심으로 강력한 진동이 왔다. 그리고 수술 후 아직도 화상을 입은 듯 팔의 감각이 따끔따끔 아프다는 동료 환자들이 무색하게, 일주일만에 감각이 돌아왔다. 서울과 청주를 매일같이 33일 동안 오가며 재발 방지를 위한 방사선 치료를 받았는데, 단 한 번도 백혈구 수치가 떨어진 적이 없었다. 방사선 치료를 받으면 백혈구 수치가 정상인보다 현저하게 줄어 면역력이 약화되는 것은 상식과 같은 일이었다. 하루도 체력 단련을 쉬지 않았고, 한 시간씩 꼭 연단을 했으며, 명상 중에 뇌간에 집중하며 백혈구를 만들어 혈액으로 흘려보내는 뇌호흡 수련을 계속 한 덕분이었다.

몸에서 암세포가 말끔히 사라졌다. 7개월도 되지 않아 재발 방지 프로그램까지 모두 마쳤다. 수련도 어느 때보다 열성적으로 하고 특별수련이란 수련은 죄다 쫓아다니며 받았다. 그런데 마음이 허전해 오기 시작했다. 이제 내가 받은 축복을, 감사함을 나누고 싶다는 생각이 들었다. 그래서 임산부 태교 뇌호흡반을 꾸리는 것을 시작으로 산후조리원과 노인정 방문 지도, 가정 방문 활공날을 정하고, 올해 들어서는 둘째 아이 선생님을 졸라 학급 뇌호흡 교실을 일주일에 한 번 열고, 내친 김에 선생님 단전호흡 교실까지 만들었다. 용암 원봉산 정상에 공원선원도 열었다. 이제 두 달째 접어드는데, 매일 수련하러 나오는 고정 회원이 100명이 넘는다.

  아침에 눈을 뜨면 오른쪽 가슴의 평평한 상처 자리를 쓰다듬는다. 가슴 한 쪽을 잃었지만 오히려 한순간도 감사함을 잊은 적이 없다. 유방암을 조기 발견하면 완치율이 높으나 재발의 위험성도 높아 10명중 6, 7명은 재발한다고 한다. 의사가 약을 내주면서 먹지 않으면 2, 3개월 내로 재발할 테니 5년 동안은 꼭 먹으라고 했다. 그러나 먹지 않았다. 암세포 몇 개 죽이겠다고 싱싱한 세포까지 죽여 가며 약을 먹을 때마다 환자라는 사실을 상기하느니, 매일 윗몸일으키기 200번을 하면서 살아 있다는 기쁨을 만끽하겠다고 다짐했다. 약을 먹지 않은 지 2년째 접어들지만, 아무런 이상이 없다. 당연하다. 이미 심성수련장에서 내 병은 완쾌되었다. 내 마음이 다 나았기 때문이다.

단학 나는 이렇게 생각한다

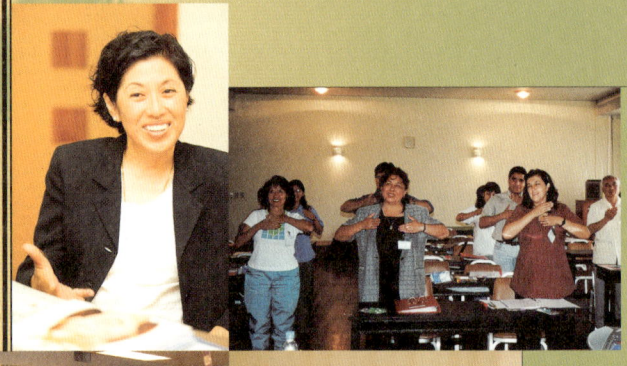
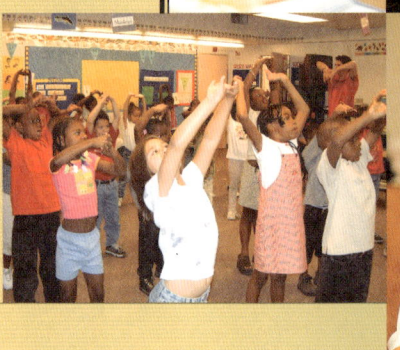
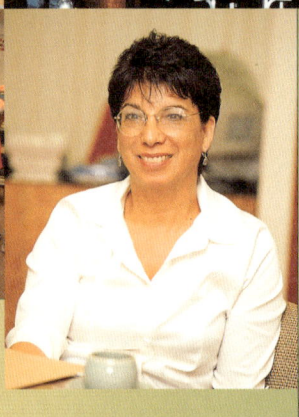

외국 교육계의 새로운 활기

수잔나 나카모토 곤잘레스 Susanna Nakarmoto Gonzalez
미국 클레어몬트 대학원 교육철학 박사/ 커뮤니티 칼리지 전임교수

수세기 동안 각 나라와 문화마다 수많은 철학과 전통이 이어져 내려왔으나, 현대 사회에서는 오직 서양 과학이라는 하나의 패러다임만이 유일한 영향력을 행사한다. 그것은 미국 사회뿐 아니라 전 세계적인 현상이다. 이러한 문화적인 현상은 학교 교육에도 고스란히 반영된다. 서양 과학 중심의 지배적인 패러다임 속에서 아이들은 다양성과 창의력 그리고 자신의 정체성을 잃어 가고 있다.

나는 유럽인 조상을 둔 페루계 일본인 2세다. 나는 15년 간 페루, 하와이, 캘리포니아에서 유치원부터 고등학교까지 모든 단계의 교육을 담당해 왔다. 그 속에서 나 자신이 페루와 미국에서 겪었던 정체성 문제를 학생들도 여전히 겪고 있다는 사실을 발견했다. 이러한 정체성의 부재는 단지 여러 핏줄이 섞인 다인종 출신들에게만 있는 것이 아니었다.

현재 미국의 교육은 이론을 위한 이론을 답습하는 상태다. 실제로 문화 전통의 기반이 약한 미국은 교육 분야에서도 스스로 모든 것의 근본 개념을 정립하는 쪽에 치중해 왔다. 그러한 현상은 이론 중심, 원리 중심의 교육 상황을 낳았던 것이다.

주 정부의 이론 중심의 지침에 따르다 보면 교사들은 학생 개개인과

의 교류를 통해 도움을 주기보다는 과도한 업무량에 시달려 테스트라는 형식으로 수업을 진행할 수밖에 없다. 그 결과 미국 교육의 현실은 마약과 총기와 미혼모가 급증하고, 심지어는 학생들의 아이를 돌봐 주는 탁아 시설이 딸린 고등학교가 등장하는 데까지 이르렀다. 각 주마다 상황은 조금씩 다르겠지만, 근본적으로는 아이들의 내면을 성찰하게 하는 교육의 부재가 그 원인이다.

이러한 미국 교육의 문제점은 나 외에도 다른 많은 교육학자들이 지적해 왔다. 그들은 한결같이 단순한 정보 주입식 교육이나 학생들 내면의 정서와 창의력을 깨우지 못하는 교육 시스템에 대해 비판하며, 몸과 마음의 통합 교육을 통한 창의력의 증대가 절실하다고 지적했다. 그러나 그러한 문제점을 어떻게 극복할 것인가에 대한 실질적인 대안을 제시하는 경우는 극히 드물다.

이러한 가운데 서서히 동양 문화와 정신이 미국인들의 관심을 끌면서 많은 교사들이 명상의 효과에 대해서 주목하고 있다. 또한 교사가 학생과 교류하며 학생들의 몸과 마음의 조화를 이끌어 내는 통합 교육에 대해서도 높이 평가한다. 문제는 그것을 교육에 어떻게 활용할 것인가에 대한 자료가 아직 미비하다는 점이다. 나는 논문을 쓰기 위해 수많은 자료를 보았지만 통합 교육의 가치만 얘기할 뿐 방법론에 대해서는 거의 찾을 수가 없었다.

미국 교육의 대안이 될 수 있을 만한 방법론을 나는 단학에서 찾을 수 있었다. 논문 자료를 찾던 중 우연히 단 센터를 방문했을 때, 나는 교육자로서 늘 하던 대로 가장 먼저 관련 책자를 살펴보았다. 그러나 그곳 교육 책임자는 그녀에게 '책은 나중에 보고 먼저 몸으로 느껴 보라'고 말했고, 나는 그 말에 큰 충격을 받았다.

그건 내가 아이들에게 늘 하고 싶었던 말이었기 때문이다. 배우기 전에 해 보자. 한국의 전통수련법인 단학을 통해 내가 가르치는 아이들이 영성을 깨우칠 수 있고, 체조, 스트레칭, 호흡법, 명상 등을 결합하여 스스로 에너지를 체득하게 할 수 있다는 가능성을 보았다. 이러한 발견은 내 논문의 가장 중요한 자료가 되었다.

지난 2001년 7월, 서울에서 열린 휴머니티 컨퍼런스에 참가하면서 나는 한국에 있는 여러 학교에서 오신 선생님들과 행정 담당자들을 만날 기회를 가지게 되었다. 그들과의 만남은 축복이었으며 남아메리카 페루에 단학에 대한 나의 체험을 전하도록 영감을 주었다.

그로부터 7개월이 지난 2002년 1월 나는 마침내 단학과 뇌호흡 수련을 기초로 하는 워크숍을 열었다. 나의 발표는 페루 리마에 있는 다섯 개의 각기 다른 일본계 페루 초등학교와 고등학교의 교사들, 행정 담당자들 그리고 몰리나에 있는 국립 아그라리안Agrarian 대학의 교수, 행정 담당자, 학생들이 모인 자리에서 이루어졌다.

초등학교와 고등학교 교사들, 임원들에게 행해진 워크숍 제목은 '교육의 대안적 방법론. 다인종 다문화 교육을 위한 전인적 방법, 이론과 실습 – 문학, 시, 단학과 뇌호흡'이었다. 프로그램의 초반부에는 인종과 정체성, 고정관념, 사고방식 등의 문제에 기초한 전통적 관점들을 살펴고, 중·후반부에 단학과 뇌호흡 수련을 직접 체험하고 그 교육 효과를 살펴보았다.

단학과 뇌호흡은 교육자들이 자신의 전기(傳記)적 자아를 초월하는, 진정한 자아인 정체성을 자각하도록 도와주었고, 이 정체성 속에서 기 에너지, 즉 우주의 생명 에너지와 연결되는 내면적 체험을 가능하게 했다. 워크숍에 참가한 교사인 올리보스M. Olivos는 "단학은 세상을 보고 느끼는 새로운 방법이며 철학이다. 더 나아가 우리가 우주의 일부분이며, 더 나은 인간이 될 가능성이 있는 지적인 존재임을 깨닫게 한다"고 소감을 밝혔다.

교사들은 워크숍을 통해 체험한 것들을 바탕으로 여러 대안책을 만들고, 학생들의 학습 성과를 개선시켜 나갔다. 이러한 과정을 통해 학습 성취도의 향상은 진정한 자아, 즉 정체성을 찾는 것이 전제되어야만 가능하다는 사실을 깨닫게 되었다. 워크숍 이후 다른 일본계 페루 학교의 교장들이 워크숍을 요청하였고, 리마의 초등학교와 고등학교의 학생들 뿐 아니라 부모와 교사들 그리고 행정 담당자들이 열정적으로 워크숍에 참가하여 단학과 뇌호흡수련을 체험하였다.

국립 아그라리안 대학의 행정 부총장인 루이스 마에노노 Luis Maenono 의 초대로 이뤄진 워크숍에서도 단학과 뇌호흡수련을 공유할 기회를 가졌다. 이 대학의 교수와 학생들은 실천적인 뇌호흡의 이론과 철학, 경험적 방법론에 관심을 나타냈다. 교수들은 수련 후 우주와의 일체감과 삶에 대한 소명, 새로운 정체성, 평화로움을 경험했다고 밝혔으며 단학의 방법론을 그들의 교육 현장에 적용하고 싶다는 열망을 피력했다.

페루의 교육계는 사회적, 정치적, 경제적으로 불평등한 요소를 깊이 안고 있고 교육 재원도 매우 부족하지만, 단학과 뇌호흡수련을 전일적 교육 방법론으로 도입하고자 하는 열정을 가지고 있다. 페루에서의 경험을 통해 나는 우리가 가진 국적이나 사회적·개인적 정체성에 상관없이, 교육자의 최고 비전은 학생들이 진정한 자신의 정체성을 찾도록 지도하는 것임을 다시 한번 확신했다.

이러한 과정 속에서 나는 '미국의 또 다른 보이지 않는 세계 : 자전적 인종학과 삶에 대한 고찰'이라는 제목의 박사학위 논문을 작성할 수 있었다. 나는 이 논문에서 교육의 근본은 인간의 가장 근원적인 가치를 발견하는 데에 맞춰져야 한다는 결론을 내렸다. 나는 인간의 진정한 자아인 정체성을 개발하는 가장 과학적인 방법으로 단학과 뇌호흡에 희망과 기대를 건다.

뇌호흡은 인간의 잠재력을 개발하여 삶의 진정한 목적을 찾을 수 있도록 하는 교육법이다. 뇌호흡을 통해 자신의 몸에 집중하는 법을 배우고 자신이 원하는 방향으로 몸을 조절하는 방법을 터득하게 된다. 그것은 학생들에게 자신감을 주고 우주의 본질, 즉 영성을 일깨우고, 학생 스스로 자신의 가치뿐 아니라 전 인류의 가치를 깨닫게 하고 그것을 지향하게 한다. 한 개인이 아닌 지구인으로서의 정체성을 확립하게 되는 것이다. 이것이 바로 인류가 지향해야 할 모든 교육의 최종 목표가 아니겠는가? 사회를 치유하고자 하는 실천 운동(Healing Society In Action)의 일환으로 미국과 페루 등의 교육계에서 일고 있는 움직임은 바로 이러한 성찰에서 비롯된 것이다.

한국적 심신의학의 새로운 가능성

이영진 | 분당 차병원 양한방협진센터 소장

물질적인 풍요와 감탄사가 나올 정도로 빠르고 편리한 첨단 과학, 첨단 의학 시대에 살고 있는 데도 불구하고 왜 우리는 하나같이 피곤하고 고달프며 끝없는 스트레스와 긴장에 시달리고 있는 걸까? 겉으로는 번쩍거리고 잘사는 것 같아도 정신적으로는 초라하고 궁핍하다는 생각이 드는 것은 왜일까?

물질과 정신, 몸과 마음을 이원적으로 파악하는 서양의 과학 철학은 전체와 조화를 중시하는 동양적 사고를 몰아내고 현대 문명의 원동력이 되어 왔다. 또한 오늘날까지도 수많은 과학자들과 의학자들의 사고 체계를 지배하고 있다. 하지만 이러한 환원주의적 과학 사고는 생산성과 효율, 새로운 기술과 기계의 발명에 최고의 가치를 부여해 그 반대 급부로 인간성 상실과 생태계 파괴를 불러 왔다. 또한 인간을 각종 장기의 집합체로 보고 마음과 몸을 분리시킨 결과, 눈부신 첨단 의학 시대에도 만성병에 시달리는 사람이 허다하다.

현대 의학은 박테리아성 감염, 외상 치료, 응급 상황의 외과적 수술 기법에 있어서는 그 권위를 지키고 있지만, 질병 예방 분야 및 만성적인 질병 치료에 대해서는 많은 한계를 보이고 있다. 현대 의학은 지나치게 분석적인 방법에 의존하고 있기 때문에 값비싼 기계, 특허를 낼 수 있는 약품, 절제 수술 등에만 주력하는 반면, 질병의 원인을 전체적으로 이해하고 인체의 모든 부분에 내재한 상호연관성과 자연물을 총체적으로 활용하는 데는 실패했다. 또한 이러한 현대의학적 교육을 받은 의사들은 질병 상태의 진단과 처방에는 익숙하나 건강 증진과 예방에는 무력함을 보이고 있다.

거의 매일 '획기적'이라는 수식어를 달고 발표되는 눈부신 현대 의학의 성과만으로는 우리가 안고 있는 질병과 보건의 문제를 해결할 수 없다. 이제 우리는 한계를 인식하고 새로운 전환점과 변화를 찾아 나서야만 할 때다. 이미 의학의 중심축도 질병 중심에서 건강 중심으로 전환되고 있지 않은가!

과학자, 의학자들은 자연을 무시한 이기적이고 인간 중심적인 사고와 분석적인 고정틀에만 갇혀 있지 말고 틀 밖에서 오묘한 조화를 이루며 순환하는 자연과 우주의 현상에 관심을 가져야 한다. 이제까지 비과학적이요 객관성이 없다는 이유로 무시해 왔던 동양적 과학 철학에 다시 눈길을 돌려야 한다.

그렇다고 해서 기적이나 신비를 다루자는 것은 아니다. 현재 우리를 지배하고 있는 사고 체계의 틀에서 벗어났다고 하여 백안시하지 말고 열린 마음으로 함께 연구하고 그 성과를 공유하자는 것이다. 이러한 인식의 전환만이 현재의 분석적 환원주의의 폐해를 극복, 보완하여 우리 문명을 새로운 차원으로 발전시킬 수 있다.

일반 시민들도 첨단 과학과 첨단 의학이 모든 것을 해결해 줄 것이라는 수동적인 인식을 버리고 자신의 건강은 스스로 지켜 나가야 한다. 또한 일상 속에서 스스로 실천할 수 있는 생활 건강법을 누구나 한 가지쯤은 가지고 있어야 한다. 나는 그 훌륭한 방편 중의 하나가 단학수련이라고 생각한다.

단학수련은 약물이나 의료 기구의 도움을 받지 않으며 '숨'을 고르는 운동이므로, 시간과 장소의 구애를 받지 않고 혼자서도 할 수 있다. 또한 기 에너지를 활용한 강력한 자가 치료법이다. 명상을 통해 우리 몸에 자연 에너지의 효율을 최대한 증폭시키고 자연스러운 조화를 유도하는 것이다. 그렇게 함으로써 치유의 3대 요소라 할 수 있는 생체의 항상성을 유지, 증진시키며 손상된 조직의 회복에 기여하는 생화학적 반응을 최상, 최적의 상태로 이끌 수 있다. 또한 우리 몸의 질서 파괴에 적극 대항하는 면역 기능을 높여 준다.

나는 부친을 통해 단학을 접하게 되었다. 팔순에 가까우신 부친이 단학수련의 생활화로 건강을 되찾고 활력소를 얻어 정열적으로 활동하시는 모습을 보고 깊은 인상을 받았다. 나는 또한 분당 차병원에서 양한방 협진센터의 소장 일을 맡아 서양 의학과 동양 의학을 접목하는 일과 대체의학에 관해 연구하고 있다. 그렇기 때문에 단학의 예방의학적 효과와 자연 치유 효과에 깊은 관심을 가지고 꾸준히 지켜보고 있다. 더욱이 대체의학적인 관점에서 뇌호흡의 원리와 효과 등에 관한 연구를 진행하고 있기도 하다.

나는 최근 서양에서 시작하여 서양적인 시각으로 발달된 대체의학, 보완의학을 공부하고 연구하기에 앞서 가장 먼저 해야 할 일이 무엇인지를 곰곰이 생각해 보았다. 그 결과, 기존의 사고와 의식 체계를 형성해 온 틀을 버리고 '열린 마음' 대신 '빈 마음'을 가지는 것이라는 결론을 내리게 되었다. 중요한 것은 관점의 전환이다. 한민족 전통의 심신수련법인 단학이 한국적 심신의학을 발전시키는 데 좋은 밑거름이 되어주기를 바란다.

단학

초판 1쇄 발행 1992년(단기 4325년) 1월 15일
개정 4판 4쇄 발행 2024년(단기 4357년) 6월 28일

지은이·이승헌
펴낸이·심남숙
펴낸곳·(주)한문화멀티미디어
등록·1990. 11. 28 제 21-209호
주소·서울시 광진구 능동로 43길 3-5 동인빌딩 3층 (04915)
전화·영업부 2016-3500 편집부 2016-3532
http://www.hanmunhwa.com

ⓒ이승헌, 1992
ISBN 978-89-5699-116-0   03510

잘못된 책은 본사나 서점에서 바꾸어 드립니다.
저자와의 협의에 따라 인지를 생략합니다.
본사의 허락 없이 임의로 내용의 일부를 인용하거나 전재, 복사하는 행위를 금합니다.